Carl-Auer
Fachbücher für jede:n

*»Den Schmerz verstehen – und was zu tun ist in 10 Minuten!«*

Ein Film des Deutschen Kinderschmerzzentrums

www.carl-auer.de/rote-karte-fur-den-schmerz

Michael Dobe/Boris Zernikow

# Rote Karte für den Schmerz

## Wie Kinder und ihre Eltern aus dem Teufelskreis chronischer Schmerzen ausbrechen

Mit einem Geleitwort von Marianne Koch

Siebte, erweiterte und aktualisierte Auflage, 2026

Reihe »Fachbücher für jede:n«
Umschlaggestaltung: Uwe Göbel
Satz: Verlagsservice Hegele, Heiligkreuzsteinach
Printed in Germany
Druck und Bindung: CPI books GmbH, Leck

MIX
Papier | Fördert gute Waldnutzung
FSC® C083411
www.fsc.org

klimaneutral
Mehr Bäume.Weniger $CO_2$

Siebte, erweiterte und aktualisierte Auflage, 2026
ISBN 978-3-8497-0596-1 (Printausgabe)
ISBN 978-3-8497-8546-8 (ePUB)


Bibliografische Information der Deutschen Nationalbibliothek:
Die Deutsche Nationalbibliothek verzeichnet diese Publikation in der Deutschen Nationalbibliografie; detaillierte bibliografische Daten sind im Internet über http://dnb.d-nb.de abrufbar.

Informationen zu unserem gesamten Programm, unseren Autoren und zum Verlag finden Sie unter: **https://www.carl-auer.de/**.
Dort können Sie auch unseren Newsletter abonnieren.

Carl-Auer Verlag GmbH
Vangerowstraße 14 • 69115 Heidelberg
Tel. +49 6221 6438-0 • Fax +49 6221 6438-22
info@carl-auer.de

# Inhalt

## Danksagung

Ein großer Dank gilt allen, die die Erstellung dieses Buchs tatkräftig unterstützt haben. Ein spezieller Dank geht an die Jugendlichen, die uns für dieses Buch ihre teils äußerst ausführlichen schriftlichen Aufzeichnungen während oder nach der Schmerztherapie zur Verfügung stellten. Zusätzlich haben wir von betroffenen Kindern, Jugendlichen und Eltern einige Kommentare und Bemerkungen zu den einzelnen Kapiteln gesammelt. Trotz aller Bemühungen sind es doch sehr häufig die betroffenen Kinder und Jugendlichen, aber auch ihre Eltern, die die Dinge auf den Punkt bringen.

# Zum Geleit

Liebe Leserinnen und Leser,

zunächst möchte ich Ihnen zum Erwerb dieses Buches gratulieren. Ich finde es außerordentlich spannend und informativ, glänzend geschrieben, und ich bin sicher, dass es vielen schmerzgeplagten Kindern und Jugendlichen und damit auch ihren Eltern nachhaltig helfen wird.

Leider werden Schmerzen, gerade solche, unter denen Kinder leiden, immer noch nicht ernst genug genommen. Kopfweh, Bauchschmerzen, Rückenschmerzen – »Es wird schon nicht so schlimm sein« oder »Stell dich nicht so an!«, heißt es nur allzu oft. Statt dass man die jungen Patienten einer wirksamen Therapie zuführt, schon um die Chronifizierung ihrer Schmerzen zu verhindern.

Das Verhältnis zum Phänomen Schmerz ist in unserer Gesellschaft von teilweise tragischen Missverständnissen geprägt. So wurden noch vor einigen Jahren Neugeborene ohne Narkose operiert, in der Annahme, ihr Nervensystem sei noch zu unreif für Schmerzempfindungen, oder Menschen sind der Überzeugung, dass Schmerz eben schicksalhaft und im Grunde nicht behandelbar sei. Diese Vorstellung müssen wir endlich aufgeben!

Schmerzen von Kindern mitzuerleben, zumal chronische oder immer wiederkehrende Schmerzen, ist für alle – Eltern, Geschwister, die ganze Familie – eine seelisch zutiefst belastende Situation, zweifellos auch für die betreuenden Krankenschwestern und Ärzte.

Wie gut, dass *Dr. Michael Dobe* und *Prof. Dr. Boris Zernikow*, die Autoren dieses Buches, es auf sich genommen haben, intensiv mit Kindern zu arbeiten, die unter Schmerzen leiden. Es sind äußerst erfahrene Therapeuten, die durch ihre wissenschaftliche Tätigkeit viel dazu beigetragen haben, dass wir heute das Wesen von Schmerz, besonders den chronischen Schmerz bei Kindern und Jugendlichen, besser verstehen und, vor allem, endlich kompetent behandeln können. Ihre Erkenntnisse und praktischen Erfahrungen haben sie hier in einer großartigen und überzeugenden Weise dargestellt. Überzeugend deswegen, weil es ihnen zum einen gelungen ist, die komplexen Zusammenhänge zwischen Schmerzerleben und den Möglichkeiten von Schmerzbehandlung und -bewältigung in einer klaren und für jedermann verständlichen Weise zu beschreiben. Zum anderen aber, weil sie durch die vielen geschilderten Beispiele, die praktischen Vorschläge und die oft humorvollen Kommentare lebensnahe Informationen und Anleitungen für Eltern und die betroffenen Kinder geben.

Auch die Sprache mit ihren vielen kreativen Elementen – da gibt es »Denkfallen« und »Mutmach-Bilder«; witzige »Schildkröten«- und »Katzen«-Vergleiche bei den Entspannungsübungen – macht das Buch neben aller fachlichen Ernsthaftigkeit zu einem Lesevergnügen.

Vor allem aber wird es den Eltern, den Familien Mut machen. Es wird sie aus dem oft so quälenden Zustand der Hilflosigkeit befreien und ihnen und den jungen Patienten helfen, gemeinsam aus dem Teufelskreis chronischer Schmerzen auszubrechen.

*Dr. med. Marianne Koch*
*Ehrenpräsidentin der Deutschen Schmerzliga e. V.*

## Liebe Kinder und Jugendliche, liebe Eltern,

wenn Schmerzen häufig kommen oder zum Dauerschmerz werden, wird das Leben für sehr viele Kinder und Jugendliche zur Qual. Und weil die Kinder leiden, leiden auch die Eltern. Dieses Buch soll eine Hilfe sein, trotz des Schmerzes zu einem normalen Alltag zurückzufinden, einem Alltag, in dem Lachen und das Denken an eine positive Zukunft wieder Platz haben.

Viele der in diesem Buch beschriebenen Tricks und Verhaltensweisen sind sehr einfach und erfordern nur ein wenig Mut und Geduld, aber keine aufwändigen Hilfsmittel oder Instrumente – ganz im Gegensatz zu den vielen Untersuchungen, Diagnosen, möglichen (und unmöglichen) Therapiemaßnahmen, denen wohl viele von Euch und Ihnen schon begegnet sind. Wie oft müssen sich Betroffene dazu noch ebenso gut gemeinte wie deplatzierte Ratschläge anhören wie »Das Kind trinkt doch zu wenig« oder »Der Junge simuliert und will einfach nicht zur Schule gehen«. Außerdem quälen sich viele von Ihnen, liebe Eltern, mit immer wiederkehrenden Selbstvorwürfen: »Ist nicht doch etwas übersehen worden? Was, wenn ich meinem Kind Unrecht tue? Was habe ich nur falsch gemacht? Wenn nichts Körperliches vorliegt, wie kann die Ursache dann psychisch sein – meinem Kind ging es doch gut? Oder etwa nicht?« Die Folgen sind – Sie werden es bereits erfahren haben – Verunsicherung, Verzweiflung und Hilflosigkeit. Der Schmerz nimmt einen immer größeren Raum im Denken und Fühlen ein und scheint sich in der Familie auszubreiten, fast wie ein neues Familienmitglied.

Obwohl chronischer Schmerz immer besser erforscht und auch verstanden wird, findet er leider bislang noch sehr wenig Berücksichtigung in der Ausbildung von Ärzten, Psychologen, Krankengymnasten, Heilpraktikern und sonstigen Therapeuten. Allzu oft wird chronischer Schmerz im Sinne von »Da stimmt etwas nicht« oder »Etwas ist im Ungleichgewicht, und das muss behoben werden!« verstanden. Schlimmer noch: Je nachdem, wen Sie mit Ihrem Problem ansprechen, bekommen Sie ganz unterschiedliche Diagnosen und Therapieempfehlungen zu hören. Das Verständnis von chronischem Schmerz als eigenständiger Schmerzerkrankung, bei welcher eine einzelne körperliche oder eine einzelne psychische Ursache nicht existiert, ist noch eher selten. Der Leidensweg eines zwölfjährigen Mädchens mit fortwährenden Bauchschmerzen soll dies verdeutlichen.

**Paula, 12 Jahre**

Seit vier Jahren klagte Paula immer häufiger über Bauchschmerzen, in letzter Zeit nahezu ständig. Paula war von einem lebenslustigen Kind zu einem stillen, ernst und manchmal leidend wirkenden, zurückgezogenen Mädchen geworden, das immer häufiger in der Schule fehlte. In ihrer zunehmenden Hilflosigkeit stellten die Eltern Paula in drei verschiedenen Krankenhäusern zur Untersuchung vor. Das Kind erhielt anschließend ambulant verschiedenste Schmerzmittel, eine homöopathische Behandlung, eine Akupunkturbehandlung, Antibiotika gegen eine diagnostizierte Magenschleimhautinfektion, verschiedene Psychotherapien und Unterweisung in Entspannungstechniken. Häufig wurde den Eltern und dem Kind gesagt, dass die Ursache nun gefunden sei. Mal war dies eine körperliche, mal eine psychische Ursache, je nachdem, welchen Beruf der angefragte Therapeut ausübte. Manchmal zeigte sich auch eine über wenige Tage anhaltende Besserung, die aber rasch wieder nachließ.

Wegen Kindern wie Paula haben wir uns entschlossen, dieses Buch zu schreiben, um Ihnen, den betroffenen Familien, auf der Basis neuester wissenschaftlicher Erkenntnisse und unserer eigenen Erfahrungen im Rahmen der ambulanten und stationären Kinderschmerztherapie eine erste Orientierung anzubieten.

Eine Bitte liegt uns am Herzen: Auch wenn viele von Ihnen durch Behandlungsmisserfolge wiederholt enttäuscht wurden oder möglicherweise den Glauben an eine Besserung der Situation schon ganz verloren haben – vermeiden Sie eine reine

Selbstbehandlung. Besprechen Sie stattdessen Ihr Vorgehen mit dem Arzt oder Therapeuten Ihres Vertrauens. Er ist derjenige, der Sie an eine auf Schmerz spezialisierte Ambulanz oder Station überweisen muss, wenn die im Buch beschriebenen Verhaltensmaßnahmen und Tricks allein nicht mehr ausreichen. Leider passiert es immer wieder, dass dies der eine oder andere Arzt aus Mangel an Kenntnissen nicht tut. Wenden Sie sich dann an eine der im Anhang des Buches aufgeführten Adressen; von dort aus wird man Kontakt mit Ihrem Kinder- oder Hausarzt aufnehmen.

Wir wünschen Ihnen auf dem Weg zu weniger Schmerz und mehr Leben viel Kraft und den Mut, die in diesem Buch aufgeführten Ratschläge in Ihrem Alltag umzusetzen.

*Dr. rer. medic. Michael Dobe und Prof. Dr. med. Boris Zernikow*
*Datteln, den 31. Mai 2025*

# Was ist Schmerz?

*Klar weiß ich, was Schmerzen sind.*
*Sonst wäre ich wohl kaum hier auf der Station!*
Sarah, 16 Jahre

In diesem Kapitel gehen wir darauf ein, dass Schmerzen zum einen ein Warnsignal darstellen können (akuter Schmerz); zum anderen gibt es jedoch Schmerzen, die diese Warnfunktion verloren haben (chronischer Schmerz). Anschließend erklären wir, wie es dazu kommt, dass ein Schmerz chronisch wird. Begriffe wie »Schmerzsensibilisierung« und »Schmerzgedächtnis« werden erläutert. Einige erklärende Hinweise darauf, wie Schmerzen im Gehirn verarbeitet werden, sowie viele Beispiele runden das Kapitel ab.

## Akuter Schmerz

*Autsch, blöder Tisch!*
Julian, 8 Jahre

Jeder hat in seinem Leben schon Erfahrungen mit Schmerzen gesammelt. In den meisten Fällen ist der Schmerz vorübergehender Natur und tritt im Rahmen einer Prellung, Verletzung oder Entzündung auf. Solche Schmerzen nennt man übrigens »akut«: Der Schmerzauslöser ist hier also eine äußere oder innere Schädigung des Körpers.

Unser Gehirn ist dafür zuständig, dass wir bei einer Verletzung oder Erkrankung Schmerz empfinden. Verbrennt man sich die Hand auf einer heißen Herdplatte, wird das Verletzungssignal über die Nerven der Hand zum Rückenmark und von dort zum Gehirn weitergeleitet. Unser Gehirn versucht nun, das eintreffende Signal in das bewusste Wahrnehmen zu »übersetzen«.

Damit unser Gehirn den genauen Schmerzort bestimmen kann, hat es eine Art »Schmerzzentrum« ausgebildet, das unseren gesamten Körper wie eine Landkarte abbildet. Dieser Teil des Gehirns wird auch somato-sensorischer Kortex genannt. Er ist mit einem ganzen Netzwerk von verschiedenen Bereichen des Gehirns verbunden und selbst in viele kleine Bereiche unterteilt. Jeder Teilbereich in diesem Schmerzzentrum steht in Verbindung mit einem Teil unseres Körpers. Je wichtiger ein Körperteil für unseren Alltag ist und je komplexer die Aufgaben sind, die wir mit ihm erledigen, desto größer ist auch der Platz, den dieser Körperteil auf der »Landkarte« im Gehirn erhält. So wird ein Schmerzsignal von der Hand in denjenigen Teil des Schmerzzentrums geleitet, der für die Hand zuständig ist. Zusammen mit anderen Gehirnregionen löst der zuständige Teil des Schmerzzentrums dann das Schmerzgefühl und das Zurückziehen der Hand aus. Das wird über motorische Reflexe des Rückenmarks vermittelt, oft noch bevor unser Bewusstsein den Schmerz richtig realisiert hat.

Viele Kinder wünschen sich, dass ihre Schmerzen für immer verschwinden und sie überhaupt keine Schmerzen mehr fühlen müssen. Das wäre aber sehr ungünstig. Man würde sich z. B. mit einem Messer schneiden, es gar nicht merken und sich womöglich noch mehr verletzen. Oder mit einem verletzten Bein weiter Fußball spielen. Um uns davor zu schützen, gibt es den Schmerz. Er weist uns darauf hin, dass etwas nicht stimmt und wir besser überprüfen sollten, was genau die Ursache für den Schmerz ist. Auch bei unserem Herdplatten-Beispiel hat der Schmerz eine klare Warn- und Schutzfunktion. Er sagt uns: »Zieh die Hand von der Herdplatte weg, sonst fügst du dir schwere Schäden zu.«

Damit wir die Möglichkeit haben, der Ursache schnell auf den Grund zu gehen, sollten wir sehr genau bestimmen, wo und wie stark es wehtut. Normalerweise stellt sich dann bald heraus, dass die von uns wahrgenommene Schmerzstärke gut zu der Schmerzursache passt. So tut z. B. ein kleiner Nadelstich weniger weh als ein Tritt gegen das Schienbein. Zudem weiß die soziale Umgebung (also etwa Eltern, Verwandte, Freunde, Lehrer) in der Regel sehr genau, wie man am besten auf den Schmerz reagiert. Ein Beispiel aus der Zeit, als wir noch alle Jäger und Sammler waren und in Höhlen gelebt haben, soll dies verdeutlichen.

Der Jäger Uga und sein Freund Aga schultern ihre Speere und Äxte, um auf die Mammutjagd zu gehen. In den schneebedeckten Weiten der Steppe können sie schon von weitem die Geräusche der großen Tiere ausmachen. Als sie sich an ein Tier abseits der Herde heranschleichen, hören sie ein lautes Knurren. Ein Säbelzahntiger stürzt sich auf Uga und beißt ihn ins Bein, sie können ihn aber zur Strecke bringen. Aga stützt Uga auf dem Weg zurück ins Lager, damit die Wunde nicht weiter aufgeht. Im Lager wird Ugas Bein mit Wasser ausgespült, mit heilenden Kräutern bedeckt und notdürftig verbunden. Uga wird getröstet und muss bei der nächsten Jagd pausieren, weiß aber aus Erfahrung, dass die Verletzung heilen wird. Sorgen machen sich er und die anderen nicht. Die Schmerzen werden weitestgehend ignoriert, da der tägliche Überlebenskampf die volle Aufmerksamkeit der Frauen und Männer beansprucht.

Auch wir in der heutigen Zeit handeln bei akuten Schmerzen intuitiv und ohne zu überlegen meist richtig. Wir pusten dem Kind auf die Brandblase, nehmen es kurz in den Arm und sagen, dass es gleich besser werden wird. Wir ermahnen es, seine Hand für die Dauer der Verletzung zu schonen und verwöhnen es als Ausgleich für die Schmerzen und die empfundene Beeinträchtigung ein wenig. All das sind sinnvolle und richtige Verhaltensweisen im Umgang mit *akuten* Schmerzen.

## Chronischer Schmerz

*Dummes Gehirn, anstatt den Schmerz zu lernen,*
*sollte es mir lieber in der Schule helfen.*
Jessica, 9 Jahre

In unabhängigen Untersuchungen wurde in verschiedenen Ländern festgestellt, dass etwa 15 bis 20 Prozent aller Kinder und Jugendlichen mindestens einmal pro Woche über Bauch-, Kopf- oder Rückenschmerzen klagen. Wenn diese Schmerzen an mindestens 15 Tagen im Monat über drei Monate hinweg auftauchen, spricht man von chronischem Schmerz.

Bei den meisten betroffenen Kindern kann glücklicherweise im weiteren Verlauf eine schwerwiegende oder entzündliche Erkrankung (z. B. Rheuma, Bandscheibenvorfall, ein Tumor oder eine entzündliche Darmerkrankung) als Schmerzursache ausgeschlossen werden. Dennoch werden bei etwa drei bis vier Prozent der Kinder oder Jugendlichen die Schmerzen so schlimm, dass man von einer Schmerzerkrankung oder Schmerzstörung spricht. Diese Kinder und Jugendlichen haben fast dauernd Schmerzen.

Die meisten Kinder und Jugendlichen berichten zudem über Konzentrationsschwierigkeiten aufgrund der Schmerzen und über Probleme, sich im Alltag von den Schmerzen ablenken zu können. Meist gelingt das während der Lieblingsbeschäftigungen noch am besten. Die meisten haben Angst, dass mit ihrem Körper etwas nicht stimmen und es möglicherweise etwas »Schlimmes« sein könnte. Die Eltern sind häufig besorgt und genervt zugleich, wenden sich die Kinder in ihrer Hilflosigkeit doch meist an ihre Eltern. Es kommt vermehrt zu Schulfehlzeiten, Alltags-, Freizeit- sowie Familienaktivitäten werden vermieden. In der Folge wird ein Teil der knappen Familienzeit dafür aufgewandt, Ärzte oder andere Behandler aufzusuchen. Gibt es Geschwister, fühlen sich diese nicht selten vernachlässigt.

Kinder und Jugendliche mit chronischen Schmerzen sind mehr gefährdet, eine psychische Störung zu entwickeln, als Kinder und Jugendliche ohne chronische Schmerzen. Vor allem Ängste, Schulprobleme und Depressionen können die Folge von unzureichend behandelten chronischen Schmerzen sein. Andererseits gibt es Studien, die darauf verweisen, dass vorbestehende Ängste, Depressionen, familiäre Nöte und Streitigkeiten die Auftretenswahrscheinlichkeit von Schmerzen erhöhen. Auch Überängstlichkeit der Eltern oder das Vorkommen von chronischen Schmerzen bei mindestens einem Elternteil erhöht die Wahrscheinlichkeit, dass das Kind ebenfalls chronische Schmerzen entwickelt.

**Was chronischen Schmerz von akutem Schmerz unterscheidet**

1. **Chronischer Schmerz klingt nicht wieder ab:** Im Gegensatz dazu gehen akute Schmerzen erfahrungsgemäß meist schnell oder bei Entzündungen und Verletzungen wenigstens mit der Zeit wieder zurück.
2. **Selten lassen sich eindeutige Auslöser feststellen:** Häufig scheint bei chronischem Schmerz Stress eine Rolle zu spielen, und wenn die Laune im Keller ist, klagen die Kinder und Jugendlichen meist über etwas stärkere Schmerzen. Aber ein Auslöser, den man sehen oder messen kann, wie bei akutem Schmerz, fehlt meist bei chronischem Schmerz.
3. **Der chronische Schmerz hat anscheinend keine Warn- oder Schutzfunktion:** Wenn ein Schmerz immer (wieder) da ist, und das über einen längeren Zeitraum (und dies nicht in Verbindung mit einer sichtbaren oder messbaren Entzündung oder Verletzung steht), gibt es offenbar nichts, wovor er warnt. Abgesehen davon würden unbehandelte Entzündungen oder Verletzungen mit der Zeit entweder stärkere Schmerzen verursachen – oder abklingen, wenn sie von selbst ausgeheilt sind.
4. **Die wahrgenommene Schmerzstärke hat demzufolge meist wenig, häufig gar nichts mehr mit einer Verletzung oder Entzündung zu tun:** Das, was das Kind oder der Jugendliche an Schmerzen empfindet, ist also losgelöst von einer körperlichen Ursache zu betrachten. Der Schmerz hat sich verselbstständigt und ist zu einer eigenständigen Erkrankung geworden.

Im Folgenden soll erläutert werden, wie es zu solch einem Schmerzphänomen kommen konnte und wieso weder ein ausschließlich organisches noch ein ausschließlich psychologisches Vorgehen sinnvoll ist.

## Teufelskreis Schmerz: Entstehung und Aufrechterhaltung chronischer Schmerzen

*Also, Teufelskreis passt wirklich sehr gut!*
Marius, 17 Jahre

Wenn Eltern zu uns in die ambulante oder stationäre Behandlung kommen, sind meist schon viele Monate vergangen und viele Behandlungsversuche unternommen worden. Im Schnitt vergehen über drei Jahre, bis Kinder in unsere stationäre schmerztherapeutische Einrichtung aufgenommen werden. Dies ist eine lange Zeit, und bei der Frage, ob etwas Besonderes zu Beginn der Schmerzen passiert sei, erinnern sich viele Eltern nicht mehr daran und verneinen gereizt. Wir stellen allerdings häufig im Verlauf der Behandlung fest, dass zu Beginn der Schmerzen durchaus ein akuter Schmerz stand. Dies muss kein schwerwiegendes Ereignis gewesen sein, z. B. kann es sich dabei um eine Infektion, eine Migräneattacke, eine Verletzung aufgrund eines Unfalls oder eine Grippe mit Schmerzen gehandelt haben.

### Potenzielle Auslöser

Das verwundert nicht, muss doch auch ein chronischer Schmerz irgendwann einmal seinen Anfang genommen haben. Manchmal können aber auch belastende Lebensereignisse wie z. B. ein Todesfall in der Familie oder die Trennung der Eltern als so schlimm empfunden werden, dass es im wahrsten Sinne des

Wortes weh tut. Anhand von Spezialaufnahmen des Gehirns konnten Forscher herausfinden, dass z. B. das Gefühl, sozial ausgegrenzt zu werden, tatsächlich einen Teil des Schmerznetzwerks im Gehirn aktivierte und die Versuchspersonen angaben, leichte Schmerzen zu haben.

Zudem wird eine genetische Veranlagung diskutiert. Schließlich entwickelt nicht jeder chronische Schmerzen. Es gibt Berichte von Menschen, bei denen eher zufällig ein Bandscheibenvorfall festgestellt wurde; Schmerzen hatten sie jedoch nicht. Leistungssportler gehen regelmäßig über ihre Schmerzgrenze und entwickeln trotzdem in der Regel keine Schmerzstörung. Umgekehrt gibt es Menschen, die schon bei geringeren organischen Auslösern längere und stärkere Schmerzen empfinden.

Häufig, aber nicht immer, können zudem psychische Stressoren eine Rolle spielen. Diese sind vielfältiger Natur. So spielen z. B. Paarkonflikte der Eltern, schulische Über- oder Unterforderung, langwierige Krankheitsfälle in der Familie, Termindruck, mangelnde Struktur im Alltag, elterliche Vernachlässigung oder Überfürsorglichkeit sowie ein geringes Selbstbewusstsein eine Rolle. Diese psychischen Stressoren erhöhen allerdings nur die Wahrscheinlichkeit, dass aus einem akuten Schmerz mal ein chronischer Schmerz wird, die alleinige Ursache sind sie nicht. Sonst müssten ja fast alle Kinder und Jugendlichen unter chronischen Schmerzen leiden.

Ein weiterer Einflussfaktor sind sehr belastende (traumatische) Lebensereignisse. Neueste Studien konnten nachweisen, dass traumatische Lebensereignisse im weiteren Verlauf die Wahrscheinlichkeit deutlich erhöhen, dass aus einem akuten Schmerz einmal ein chronischer Schmerz wird. Dies liegt wahrscheinlich daran, dass nach einem solch traumatischen Lebensereignis die Fähigkeit, mit Stress umzugehen, dauerhaft gestört ist. Die Verarbeitung in jenem Teil des Schmerznetzwerks, der für die Schmerzwahrnehmung zuständig ist, wird dauerhaft verändert. Die ohnehin schon belasteten Kinder und Jugendlichen werden tatsächlich schmerzempfindlicher. Das Risiko steigt, dass aus einem beliebigen akuten Schmerz ein chronischer Schmerz wird.

## Wie sich chronischer Schmerz »entwickelt«

In der Regel finden Schmerzen nicht im Verborgenen statt und werden nicht verheimlicht. Damit hat es natürlich auch einen Einfluss auf das Schmerzempfinden, wie jemand aus der Familie des Kindes auf dessen Schmerz reagiert. Fragt z. B. die Mutter oder der Vater ständig nach, ob und wie schlimm es wehtut? Wird das Kind schon von der Schule nach Hause geschickt, wenn der Lehrer nur vermutet, dass es ihm nicht so gut geht? Muss das Kind seine Hausaufgaben nicht mehr machen, weil es Schmerzen hat?

Die folgende Abbildung zum »Teufelskreis der Schmerzen« illustriert, wie Schmerz, wenn er einmal da ist, nach und nach chronisch und schließlich zu einem Dauerschmerz werden kann.

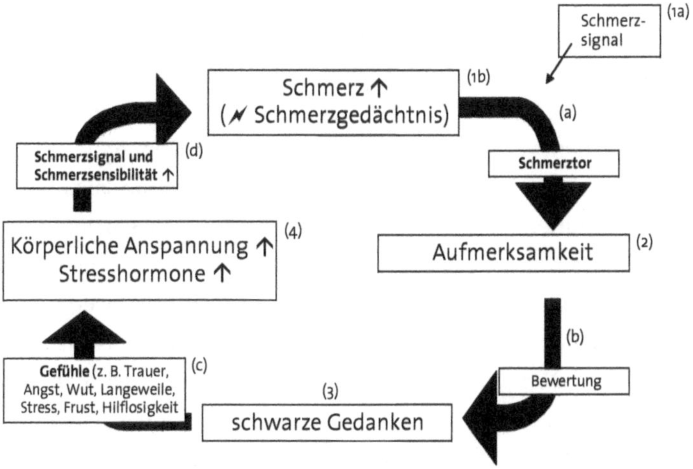


*Abbildung 1: Der Teufelskreis der Schmerzen*

Der Teufelskreis der Schmerzen ist ein stark vereinfachtes Modell der sehr komplexen Vorgänge, die zwischen Gehirn und Körper ablaufen. Was passiert dabei? Zunächst gibt es ein Schmerzsignal (1a). Denn am Anfang ist es tatsächlich nur ein Signal, das wir möglicherweise gar nicht registrieren. Erst wenn unser Gehirn entscheidet, dass es wichtig genug ist, um wahrgenommen zu werden (Öffnen des Schmerztors (a)), können wir unsere Aufmerksamkeit darauf richten (2).

Uns allen ist es schon öfter passiert, dass wir uns irgendwo aus Versehen geritzt oder gestoßen oder abends einen blauen Fleck entdeckt haben, ohne dass wir es im Augenblick der Verletzung bemerkt hätten – einfach weil etwas anderes gerade sehr viel wichtiger war. Ein Fußballer steht nach einem Foul in der Regel wieder auf und wird sich wieder auf den Ball und seinen Gegner konzentrieren und somit auch starke Schmerzen für den Augenblick gut in den Hintergrund verdrängen können. Es gibt genügend Beispiele aus dem Leistungssport, in denen Sportler trotz ihrer Verletzung das Spiel zu Ende spielten und sogar noch das Spiel für ihre Mannschaft entscheiden konnten. Wie ist das möglich?

Eine entscheidende Rolle dabei spielt unser Kopf. Entweder er entscheidet, dass ein dringender Termin jetzt gerade unsere ganze Aufmerksamkeit beansprucht und der kleine blaue Fleck, den wir uns in der Hektik beim Zusammenstoß von Bein und Tisch geholt haben, vernachlässigbar ist. Oder unser Kopf entscheidet, dass es gerade nichts Wichtigeres als diesen Zusammenstoß und diesen Schmerz gibt, sodass wir uns auf ihn konzentrieren. Es ist also von zentraler Bedeutung, wie wir den Schmerz bewerten.

Nun sind wir Menschen ungekrönte Meister im Bewerten, im Schubladendenken und im Grübeln über andere. Eigentlich bewerten wir Menschen alles, was gerade passiert. Auch das, was wir gerade in diesem Augenblick lesen, bewerten wir daraufhin, ob es zu unseren Erfahrungen und Überzeugungen passt (b). Kinder und Jugendliche sind da nicht anders. Normalerweise finden Kinder und Jugendliche Schmerzen doof und wollen, dass sie verschwinden. Wenn Schmerzen aber länger andauern, kommen viel negativere, »schwärzere« Gedanken dazu (3). So beschreiben viele Kinder und Jugendliche, dass sie in ein regelrechtes »Schmerzloch« fallen, aus dem sie aus eigener Kraft kaum herauskommen. Typische Gedanken sind dann: »Es hat doch sowieso alles keinen Sinn«, »Warum gerade ich?«, »Hört der Schmerz denn nie auf?«, »Verdammt, ich kann mich einfach nicht mehr konzentrieren«, »Ich kann nicht mehr«, »Ich drehe bald durch« usw.

Leider neigen wir automatisch dazu, Ähnliches mit Ähnlichem zu vergleichen. Das bedeutet, dass sich zu den ohnehin schon negativen Gedanken sehr wahrscheinlich auch noch negative Erinnerungen hinzugesellen, die mit den Schmerzen etwas zu tun haben können (z. B. an einen früheren schmerzhaften Unfall), aber nicht müssen: So fiel z. B. einem achtjährigen Mädchen immer dann, wenn es starke Kopfschmerzen hatte, ein, dass ihr Hund ein Jahr zuvor gestorben war. Wenn Kinder und Jugendliche schwerwiegende belastende Lebenserfahrungen gemacht haben, werden sie häufig genau in diesem Moment daran erinnert. Alles in allem sinkt die Stimmung nicht selten auf den Nullpunkt, und je nach Typ sind dann eher Frust, Trauer, Wut oder Angst vorherrschend (c).

Gefühle heißen Gefühle, weil man auch körperlich etwas fühlt. Ist man total entspannt und der Herzschlag ruhig und regelmäßig, kann man keine Angst haben. Umgekehrt ist es wahrscheinlich unmöglich, sich richtig glücklich zu fühlen, wenn man den Köper verspannt, die Stirn runzelt und böse dreinschaut. Letztendlich sind alle negativen Gefühle – ganz grob gesprochen – Ursache oder aber Ausdruck einer körperlichen Stressreaktion (4). Diese läuft ganz automatisch – unwillkürlich – immer dann ab, wenn etwas unser persönliches Wohlergehen bedroht. Da reicht es schon, dass man auf eine bestimmte Tätigkeit (wie z. B. Hausarbeit) keine Lust hat und sich dazu richtiggehend überwinden muss. Eine Stressreaktion tritt aber auch bei negativen Gedanken oder Erinnerungen auf, oder wenn man etwas negativ bewertet.

**Kurz- und langfristige Stressreaktion**

Man unterscheidet zwischen kurz- und langfristiger Stressreaktion. Die kurzfristige Stressreaktion lässt die Muskelspannung im Körper ansteigen. Dies führt dazu (unabhängig davon, ob man nun unter Kopf-, Bauch- oder Rückenschmerzen leidet), dass die Schmerzen stärker werden: Die stärkere Muskelanspannung zieht stärkere Schmerzen nach sich.

Entscheidend für unseren Teufelskreis der Schmerzen ist jedoch die langfristige Stressreaktion: Das heißt, dass die stressende Situation oder die negativen Gedanken und Bewertungen länger andauern. Auch die Schmerzen selbst tragen natürlich etwas zu der Stressreaktion bei. Es ist aber an dieser Stelle sehr wichtig zu verstehen, dass es nicht der Schmerz an sich ist, der den Hauptteil der Stressreaktion verursacht, sondern unsere Bewertung der Schmerzen. Das Ungünstige an der langfristigen Stressreaktion: Sie sorgt, sehr vereinfacht ausgedrückt, dafür, dass eine Schmerzsensibilisierung stattfindet.

Eine Schmerzsensibilisierung (d) bedeutet, dass nunmehr der gleiche körperliche Schmerzreiz stärker empfunden wird (1b). Eine so genannte Bahnung hat stattgefunden, ähnlich wie bei einer Autobahn, die von zwei auf drei Spuren verbreitert wird, damit der Verkehr (hier: der Schmerz) besser fließen (also: verarbeitet werden) kann. Schließlich haben wir schon gesehen, dass das so verstärkte Schmerzsignal in einem speziell dafür vorgesehenen Teil unseres Gehirns verarbeitet wird: dem Schmerznetzwerk. Dort wird das Schmerzsignal mit den bisherigen Schmerzerfahrungen verglichen, wobei die aktuelle Gefühlslage eine Rolle spielt und auch, wie sehr man den Schmerz als Bedrohung empfindet. In unserem Beispiel ist das Schmerzsignal ja bereits verstärkt worden, sodass unser Schmerzzentrum uns nun signalisiert: Auch die Schmerzen sind stärker geworden. Und wir sind aufgeschreckt. Die Wahrscheinlichkeit, vermehrt auf die Stelle zu achten, an der es weh tut, ist gestiegen. Und der Teufelskreis geht in die nächste Runde.

Treten Gefühle wie Angst, Wut oder Hilflosigkeit häufig zusammen mit Schmerzen auf, wird schließlich ein Schmerzgedächtnis ausgebildet. Genau wie unser Gehirn die Erinnerungen an die letzte Geburtstagsfeier speichern oder ausrechnen kann, was drei mal fünf ist, kann unser Gehirn leider auch Schmerzen lernen. Und lernen kann unser Gehirn vor allem immer dann am besten, wenn Gefühle eine Rolle spielen. So erinnern wir uns sowohl an den Kinofilm, der uns am meisten Spaß gemacht hat, als auch an den, der uns am meisten gelangweilt hat – aber eben nicht an die Dutzende, die wir mittelmäßig fanden. Wir erinnern uns an Menschen, die wir unglaublich mögen, und an die, dir wir überhaupt nicht leiden können, aber selten an solche, die keine Gefühle (weder positive noch negative) in uns ausgelöst haben.

Wenn sich ein Schmerzgedächtnis ausgebildet hat, ist es eigentlich egal, an welchem Punkt der Teufelskreis beginnt. Es reicht dann schon die Nachfrage »Hast du gerade Schmerzen?« aus, um den Teufelskreis in Gang zu setzen, selbst wenn bis gerade eben keine Schmerzen gespürt wurden. Negative Gefühle wie Angst oder Traurigkeit können den Teufelskreis in Gang setzen, selbst wenn sie mit den Schmerzen erst einmal nicht in direktem Zusammenhang stehen.

Für ein noch besseres Verständnis haben wir einen Film entwickelt, der diese ziemlich komplizierten Zusammenhänge auf einfache Art und Weise erklärt: *Den Schmerz verstehen – und was zu tun ist in 10 Minuten!* (www.deutsches-kinderschmerz-zentrum.de).[1]

## Das Schmerzgedächtnis

*Angst ist der wahre Schmerz!*
Julia, 14 Jahre

In der medizinischen und neuropsychologischen Grundlagenforschung gilt es mittlerweile als gesichert, dass chronischer

1 www.youtube.com/watch?v=KpJfixYgBrw

Schmerz ein gelerntes Verhalten ist – also ein in Körper und Geist abgespeichertes Programm, das erst mit einer richtiggehenden Schmerztherapie wieder überschrieben werden kann und muss. Es gab verschiedene Versuche, mit Hilfe von hoch dosierten Schmerzmedikamenten dieses gespeicherte Programm zu überschreiben. Letztlich blieb aber die Erkenntnis, dass selbst eine intensivierte medikamentöse Schmerztherapie keine dauerhafte Verringerung chronischer Schmerzen bewirkt. Viele Kinder, die unsere Hilfe aufsuchen, haben diesen Weg bereits erfolglos beschritten. Ohne eine aktive Veränderung des Denkens, Fühlens und Verhaltens kann man nicht erwarten, dass sich an den Schmerzen langfristig etwas verändern wird.

## Schmerzen lernen und verlernen

Wie oben bereits angedeutet, kann unser Gehirn nicht nur Schmerzen wahrnehmen, sondern es lernt auch bei jeder Schmerzerfahrung hinzu. Die positiven Ergebnisse dieser Lernprozesse sind, dass wir in neuen Situationen schneller reagieren und Gefahren besser einschätzen können. Das ist überlebenswichtig, damit wir z. B. beim Anblick einer heißen Herdplatte oder eines scharfen Messers aufgrund unserer schmerzhaften Erfahrungen entsprechend vorsichtiger handeln. Was natürlich nur klappt, wenn unser Gehirn gespeichert hat, wie unangenehm diese Schmerzen waren – wenn es sie also »gelernt« hat. Das kennen wir alle. Jeder von uns kann eine Erinnerung an die Schmerzen hervorrufen, die er z. B. bei einem Unfall hatte. Oder unser Gehirn lernt, dass bestimmte Bewegungen Schmerzen auslösen, und wir werden in Zukunft aus Angst gerade diese Bewegungen versuchen zu vermeiden. Gelingt uns dies nicht, ist das Schmerzempfinden umso stärker.

Wir Menschen sind also durchaus in der Lage, auch diese Teile unseres Gedächtnisses zu benutzen. Verständlicherweise tun wir das nicht wirklich häufig, wir wollen ja nicht absichtlich Schmerzen lernen. Was umgekehrt bedeutet, dass wir dann natürlich auch nicht wissen, wie wir Schmerz wieder verlernen können.

**Phänomen Phantomschmerz**

Leider ist unser Schmerzgedächtnis anfällig für Fehler. Ein Beispiel für solch eine Fehlleistung kommt aus der Forschung zu Phantomschmerzen. Patienten, denen z. B. ein Bein amputiert wurde, berichteten auch nach der Operation über Schmerzen an dem – allerdings nicht mehr vorhandenen – Körperteil. Lange Zeit dachte man, dass diese Menschen »verrückt« seien. Aber dank neuerer Technik konnte man diesen Phantomschmerzen auf die Schliche kommen. »Schuld« daran sind deutlich empfindlichere (sensibilisierte) Schmerznervenbahnen sowie das Schmerzgedächtnis in unserem Schmerznetzwerk. Zum einen waren die Nerven, die die Schmerzsignale weiterleiteten, mit der Zeit sensibler geworden, zum anderen hatte jener Teil des Schmerznetzwerks, der für das Bein zuständig war, mit der Zeit gelernt, dass das Bein weh tat. Und dabei blieb er, auch als das Bein gar nicht mehr da war.

Das bedeutet: In unserem Schmerznetzwerk können Schmerzen entstehen, obwohl die eigentliche körperliche Ursache schon lange nicht mehr vorliegt.

Die folgenden beiden Bilder zeigen Querschnittaufnahmen eines Gehirns. Die leuchtenden, umkreisten Bereiche markieren Aktivitäten unseres Schmerznetzwerks. Je größer der Bereich, desto aktiver ist das Schmerznetzwerk. Bei Abbildung 2 konzentriert sich die Person auf einen über Hitze herbeigeführten akuten Schmerzreiz, bei Abbildung 3 denkt die Person bei demselben Schmerzreiz an schöne Erinnerungen, um sich abzulenken. Wie man sehen kann, führt allein die Ablenkung bei einem akuten, zu 100 Prozent organisch erklärbaren Schmerzsignal dazu, dass die wahrgenommene Schmerzstärke sich mehr als halbiert.

Andere Studien, z. B. mit erwachsenen Rückenschmerzpatienten, zeigen, dass sich bei ihnen die Bereiche im Schmerznetzwerk, die mit dem Rücken verknüpft sind, vergrößert haben. Es hat also mit der Zeit eine mess- und sichtbare Veränderung des

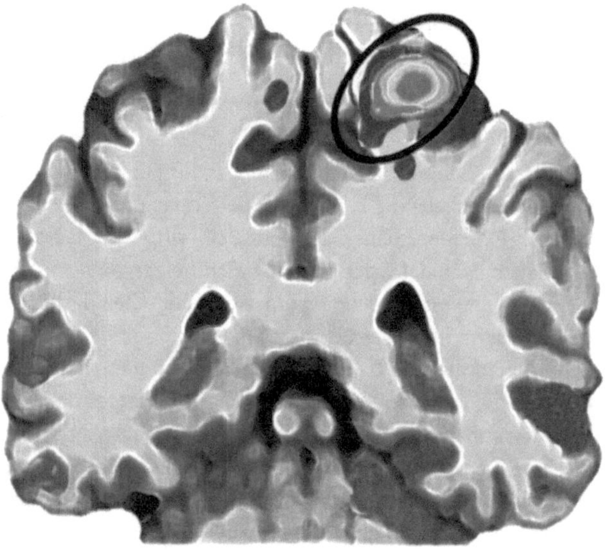

*Abbildung 2: Aktivierung des Schmerznetzwerks bei Konzentration auf den Schmerz*

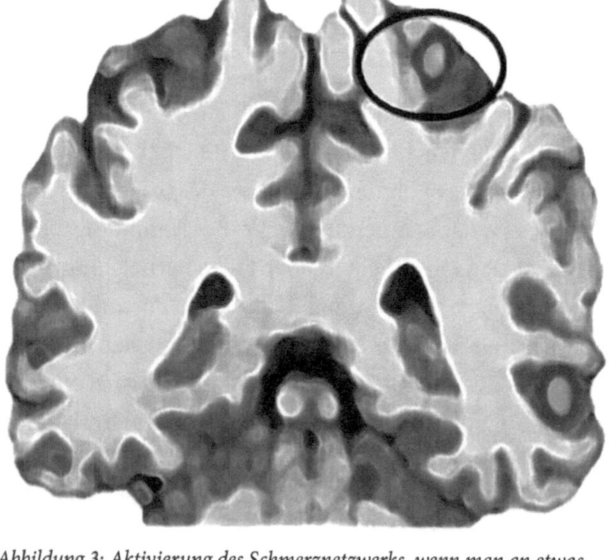

*Abbildung 3: Aktivierung des Schmerznetzwerks, wenn man an etwas Schönes denkt*

Gehirns stattgefunden, die dafür sorgt, dass Schmerzen »besser« und intensiver wahrgenommen werden. Allerdings gehen solche Veränderungen über viele Jahre vor sich. Es ist nicht davon auszugehen, dass solch drastische Veränderungen bereits im Kindes- oder Jugendalter messbar sind. Des Weiteren ist es beruhigend zu wissen, dass Kinder und Jugendliche viel schneller als Erwachsene lernen und deswegen auch Schmerzen besser verlernen können. Dafür braucht ein Kind in den meisten Fällen die Unterstützung seiner Familie. Wenn jedoch trotz aller Versuche des Kindes, sich abzulenken, ständig auf seine Schmerzen Rücksicht genommen wird oder diese häufig thematisiert werden, muss man sich nicht wundern, wenn die Schmerzen mit der Zeit schlimmer werden. Dieser Zusammenhang gilt übrigens immer, selbst für chronische Schmerzen im Rahmen einer langwierigen entzündlichen Erkrankung.

Übrigens haben wir auch hierzu einen Film erstellt, welcher zeigt, wie das Schmerzgedächtnis funktioniert und wie Schmerzen gelernt und wieder verlernt werden können (www.youtube.com/watch?v=uDtvLEJ9V38).

## Angst als Verstärker

Die Langzeiterfahrung von Schmerz trägt zur Gedächtnisbildung im Schmerznetzwerk des Gehirns bei. Es kommt aber noch mehr hinzu. Neueste Forschungsergebnisse deuten darauf hin, dass für die Entwicklung eines Schmerzgedächtnisses die Angst (z. B. vor den Schmerzen) mindestens genauso entscheidend ist wie der Schmerz selbst. Das ist kein Wunder, sondern logisch: Können wir uns noch an Dinge erinnern, die vor drei Tagen passiert sind, uns aber völlig egal waren? Wohl eher nicht. Dagegen prägen sich uns allen (hoffentlich) jene Dinge ein, über die wir uns gefreut haben, z. B. den letzten Urlaub. Wir können uns auch nach Jahren noch gut an Auslöser erinnern, vor denen wir große Angst hatten oder noch haben. Diese Erinnerungen sind meist so stark, dass wir sie nie wirklich vergessen. Und dieser Mechanismus funktioniert natürlich auch bestens, wenn Schmerz im Spiel ist. Zwei Beispiele aus unserer Praxis sollen diesen Zusammenhang verdeutlichen.

**Rita, 13 Jahre**

Rita knallte bei einem Auffahrunfall mit dem Kopf gegen den Vordersitz. Es tat so weh, dass sie dachte, es sei bestimmt etwas in ihrem Kopf kaputt gegangen. Ihr Bruder war aufgrund des Aufpralls kurz bewusstlos und sie hatte große Angst, dass ihr Bruder tot sein könnte. In dem nachfolgenden Durcheinander musste die Mutter beim Auto bleiben, während der Notarzt die beiden Kinder mit in die Klinik nahm. Keiner redete mit dem Mädchen, erst viele Stunden später wurde Rita von ihren Eltern darüber aufgeklärt, dass alles in Ordnung sei.

Obwohl die Ärzte Rita mehrfach versicherten, sie habe keine schlimmen Verletzungen, riefen ruckartige Kopfbewegungen sowie der Anblick von Autos verstärkte Kopfschmerzen bei ihr hervor. In der Folge vermied Rita zunehmend bestimmte Kopfbewegungen. Zudem achtete sie mehr auf die Schmerzen, da sie insgeheim befürchtete, dass doch etwas in ihrem Kopf kaputt gegangen sei. Nach einem Jahr waren die Schmerzen so stark geworden, dass ein stationärer kinderschmerztherapeutischer Aufenthalt unumgänglich wurde. Erst als sie lernte, sich ihren Ängsten zu stellen, den Schmerz aktiv zu beeinflussen und anfing zu begreifen, dass ihr Kopf gesund war, gingen die Schmerzen langsam zurück, bis sie eines Tages keine Dauerschmerzen mehr hatte.

Bei diesem Beispiel haben wir es mit einer unglücklichen Verkettung von Umständen zu tun, bei denen Angst und Schmerz eine gemeinsame Ursache haben. Aber erst die Angst führte dazu, dass die schmerzbezogenen Erfahrungen immer wieder neu erinnert und somit zunehmend besser gelernt wurden.

Ein zweites Beispiel soll das Gefühlsleben von Julia verdeutlichen, die unter einer nicht behandelten kindlichen Migräne litt. Die damit einhergehende Angst vor Schmerzen führte zu einer erhöhten Aufmerksamkeit, die sich auf den eigenen Körper richtete, und schließlich zu einem gelernten Dauerschmerz.

**Julia, 14 Jahre**
»Verzweiflung, Angst, Aussichtlosigkeit. Als Spirale. Und man fällt und fällt, aus dem einen entwickelt sich das andere. Angst. Aussichtslosigkeit. Verzweiflung. Man weiß, man sollte nicht so denken, das hilft auch nicht, im Gegenteil. Aber es kommt einfach. Rundrum. Rundrum. Schmerz. Übel. Laut. Hell geht grad. Und man denkt, wenn es nichts gibt, was hilft, was dann? Nicht dran denken. Aber es ist so stark. Übel. Damit kann man, kann ich nicht leben. Angst. Schmerz, Schmerz, Schmerz. Angst ist der wahre Schmerz.«

Erst eine vernünftige medikamentöse Attackentherapie der Migräne (keine Dauermedikation!), eine Verringerung der Angst vor Schmerzen sowie das Erlernen von Schmerzbewältigungsstrategien führten bei Julia zu einem dauerhaften Erfolg mit nur noch wenigen Migräneattacken im Jahr.

## Geht's auch ein bisschen einfacher?

*Warum müssen Ärzte und Psychologen immer so kompliziert reden?*
Jana, 12 Jahre

Im Folgenden geben wir die Aufzeichnungen über Schmerz und Schmerzgedächtnis des 13-jährigen Jonas ohne Kürzung wieder, um die Zusammenhänge noch etwas eindrücklicher darzustellen.

**Jonas, 13 Jahre**
»Im Hinterkopf befindet sich ein so genanntes Schmerztor, durch das alle Schmerzen geleitet werden. Wenn man wie ich oft und lange Schmerzen hat, wird dieses Schmerztor ausgebaut und reagiert immer empfindlicher auf Schmerzreize. So kann es nach einiger Zeit passieren, dass jemand einen eigentlich leichten Schmerz als furchtbare Qual empfindet, weil die Schmerzgrenze herabgesetzt wurde und die Schmerzempfindlichkeit sehr zunimmt. Außerdem kommt es dazu, dass es im Gehirn eine Art

Schmerzgedächtnis gibt, in dem sich das Gehirn das Schmerzsignal merkt und regelmäßig Schmerzen angibt, ohne dass es im Körper noch eine organische Ursache dafür gibt.

Eine Möglichkeit, das Schmerzgedächtnis in Gang zu setzen, sind Gefühle, die mit dem Schmerzzustand verbunden werden. Wenn man zum Beispiel wie ich sehr lange und starke Schmerzen hatte und niemand weiß, was man dagegen tun kann, fühlt man sich irgendwann sehr hilflos. Dieses Gefühl wird im Gehirn verbunden mit dem Schmerzsignal. Wenn dann später aus egal welchen Gründen ein Gefühl der Hilflosigkeit auftritt, zum Beispiel weil man eine Mathematikhausaufgabe nicht versteht oder nicht weiß, wann der Zug nach Hannover fährt oder so ähnlich, dann ist das Gehirn programmiert auf ›Hilflosigkeit gleich Schmerzsignal‹ und sendet Schmerzen.

Auf die Idee, diesen Vorgang ›cerebral‹, das heißt im Gehirn, zu untersuchen, kam man, weil man immer wieder die so genannten ›Phantomschmerzen‹ beobachtete. Man beobachtete, dass Patienten, denen zum Beispiel ein Bein abgenommen worden war, starke Schmerzen in diesem nicht mehr vorhandenen Bein hatten und darunter sehr litten. Aber es war ja gar kein Bein mehr da, das weh tun konnte. So begannen die Ärzte, diesen Vorgang zu untersuchen, und sie stellten fest, dass der Schmerzablauf nur noch im Gehirn stattfindet und dort immer wieder neu in Gang gesetzt wird. Ich habe mich öfter an verschiedene Schmerzen erinnert, und prompt hatte ich dieselben Schmerzen wie damals.

Der Schmerztherapeut hat mir erklärt, dass das dadurch kommt, dass bei den Erinnerungen das Schmerzgedächtnis neu programmiert wird und mir diese Schmerzen wieder vorgaukelt. Außerdem hat er mir erzählt, dass es bei den chronischen Schmerzen einen Teufelkreis gibt. Er funktioniert so, dass man, wenn man Schmerzen hat, selbstverständlich denkt: ›Mensch, sind die Schmerzen doof! Ich habe echt keine Lust mehr da drauf! Die hören ja nie wieder auf!‹ Dadurch steigert man sich selber durch diese ›schwarzen‹ Gedanken in die Schmerzen hinein, und sie werden stärker. Dazu kommt, dass man sich bei Schmerzen in der Regel verspannt, und diese Verspannungen sind zusätzlich unangenehm, und so wird das Schmerztor weiter sensibilisiert für die Wahrnehmung der Schmerzen. Dadurch werden sie wiederum verstärkt, und so beginnt ein unangenehmer Kreislauf.«

Jonas hatte nach einer Magen-Darm-Grippe noch einmal einen Rückschlag zu verkraften. Die Grippe hatte sein Gehirn vermehrt an die Schmerzen »erinnert« und Jonas bekam wieder Angst davor, dass die Schmerzen nicht wieder weggehen könnten. Er wendete also während der Grippe seine gelernten Antischmerztechniken an, konnte den Schmerz aber natürlich viel weniger beeinflussen als sonst. Dies wertete er als Beweis dafür, dass er wieder hilflos sei und nichts unternehmen könne. Er ging wieder nicht zur Schule und blieb einfach liegen. Da Jonas zum Glück schlau und lernfähig ist und sehr motiviert war, daran etwas zu verändern, konnte man ihm mit wenigen Tipps wiederum helfen. Mittlerweile ist Jonas nahezu schmerzfrei und genießt sein Leben.

## Schmerz als Alarmreaktion

*Ach so! Deswegen sind meine Schmerzen stärker,*
*wenn ich an die blöde Schule denke!*
Georg, 13 Jahre

Ein starkes Schmerzsignal führt normalerweise zu einer eher starken Alarmreaktion im Körper, ein schwaches Schmerzsignal normalerweise zu einer schwachen oder zu gar keiner Alarmreaktion. Die Alarmreaktion ist wiederum umso ausgeprägter, je mehr das Schmerzsignal von uns als eine Bedrohung gewertet wird; z. B.: »Aua, hoffentlich habe ich mir jetzt nichts gebrochen, das wäre eine Katastrophe!«, oder: »Schon wieder dieser Rückenschmerz. Und noch schlimmer als sonst, bestimmt ist da in meinem Rücken etwas nicht in Ordnung«.

### Stress ist sinnvoll

Die Alarmreaktion besteht darin, dass das Herz schneller schlägt, Stresshormone ausgeschüttet werden, die Muskelanspannung im Körper steigt und wir schneller atmen. In der Zeit, als wir alle noch Mammuts jagten, hatte eine solche Alarmreaktion einen ganz handfesten, biologischen Sinn: nämlich kurzfristig die Muskeln so sehr anzuspannen, dass man sich entweder zum Kampf stellen oder fliehen konnte. Wir erinnern uns an die sympathischen Jäger Aga und Uga. Der Schmerz, den der Säbelzahntigerbiss verursachte, führte zu einer starken Alarmreaktion (möglicherweise war da natürlich auch etwas Angst mit im Spiel), und dank der nun ungeahnten vereinten Kräfte konnten beide Jäger den Säbelzahntiger besiegen. Welche Bedeutung der Körper dem Schmerz als Alarmsignal beimisst, weiß jeder aus eigener Erfahrung. Berührt man versehentlich etwas Heißes, zuckt man unwillkürlich zurück und merkt erst etwas später bewusst, dass und warum man das getan hat.

Noch einmal zu Aga und Uga: Nach der Rückkehr ins Lager war die Gefahr gebannt, die Wunde verbunden, und es gab Aussicht auf Heilung. Die Schmerzen waren zwar unangenehm, störten Uga aber nicht sonderlich, da er ja wusste, dass sie wieder vergehen würden. Er bewertete die Schmerzen also nicht mehr als Ausdruck einer Bedrohung. So gab es keinen Anlass mehr für eine Alarmreaktion, und sein Körper konnte wieder zur Ruhe kommen.

All das läuft automatisch und meist unbewusst bzw. unwillkürlich ab. In abgeschwächter Form erleben wir solche Alarmreaktionen sogar mehrmals täglich. Das ist kein Problem und trägt zum so genannten positiven Stress bei, den z. B. ein Schüler benötigt, um eine Klassenarbeit zu schreiben.

## Mit-Leiden

Ein Sonderfall tritt ein, wenn Eltern von Kindern mit Schmerzen mitleiden – und zwar wortwörtlich. Untersuchungen haben gezeigt, dass das Schmerznetzwerk eines Elternteils (in der Untersuchung waren es – wie so oft – die Mütter), der sieht, dass sein Kind unter Schmerzen leidet, ebenfalls aktiviert wird. Bei Eltern, deren Kinder unter chronischen Schmerzen litten, war dieser Umstand noch ausgeprägter. Das bedeutet, dass Eltern ebenfalls leiden und körperlich gestresst sind – genau wie ihre Kinder. Dies ist zunächst einmal keine »hysterische Überreaktion«, sondern einfach Ausdruck Ihrer Liebe zu Ihrem Kind.

Nun weiß man allerdings, dass eine lang anhaltende Stress- oder Alarmreaktion gern »alte Wunden aufbrechen« lässt. Man wird an eigene belastende Lebensereignisse erinnert, die vielleicht ebenfalls mit Schmerz zusammenhängen. Die allgemeine Grundstimmung sinkt, man wird gereizter. Hinzu kommt die Hilflosigkeit, der man als Mutter oder Vater eines leidenden Kindes ausgeliefert ist, ohne ihm seine Schmerzen nehmen zu können. Manche Eltern fragen sich dann, ob nicht doch psychische Faktoren vorliegen und sie irgendetwas falsch gemacht haben oder ihr Kind über etwas Belastendes nicht reden möchte.

Die vielen, meist unauffälligen organischen Befunde tragen entgegen der Erwartung nicht zur Entlastung bei, weil man immer noch nicht weiß, was nun zu tun ist. Viele Eltern berichten, dass die bisherigen Strategien im Umgang mit dem Alltagsstress irgendwann einfach zusammenbrechen. In der Folge ist der Schmerz immer häufiger Thema in der Familie; mal wird genervt, dann wieder sehr fürsorglich auf den Schmerz eingegangen. Die Laune der Eltern wird immer abhängiger vom Grad der Schmerzbeeinträchtigung ihres Kindes. Logischerweise fühlen sich viele Kinder und Jugendliche deswegen mitverantwortlich für die Befindlichkeit ihrer Eltern – was wiederum vermehrt Anlass zu schwarzen Gedanken gibt.

Manche Kinder und Jugendliche, aber auch Eltern, erleben die entstehende, zum Teil extreme Nähe zwischen (meist) Mutter und Kind neben der erlebten Hilflosigkeit im Umgang mit den Schmerzen zwar manchmal als angenehm. Allerdings spüren sowohl die Kinder als auch die Eltern meist sehr genau, dass diese Entwicklung letztlich nicht gut ist, können diese Entwicklung aber nicht unterbrechen. Insgesamt betrachtet dreht sich der Teufelskreis weiter und der Schmerz wird allmählich zum festen Bestandteil des Familienlebens.

# Die drei Denkfallen

*Wieso hat uns eigentlich nie jemand erzählt,*
*dass Schmerzen organisch und psychisch bedingt sind?*
Herr S., 41 Jahre

In diesem Kapitel sollen die drei häufigsten Denkfallen vorgestellt werden, in die Kinder und Jugendliche, ihre Eltern, Verwandten, Freunde, Lehrer, aber auch Ärzte und Therapeuten in ihrer Hilflosigkeit tappen können:

Chronische Schmerzen haben immer und ohne Ausnahme – unabhängig vom Vorliegen einer Schmerz verursachenden körperlichen Erkrankung – einen biologischen, einen psychischen und einen sozialen Anteil. Wer versucht, diese Ebenen im Umgang mit chronischen Schmerzen zu trennen, landet fast unweigerlich in einer der drei folgenden Denkfallen und verhindert letztendlich einen günstigen Verlauf:

- Denkfalle 1: »Der Schmerz ist psychisch bedingt!«
- Denkfalle 2: »Der Schmerz ist organisch bedingt!«
- Denkfalle 3: »Der Schmerz muss weg – für immer!«

Diese Denkfallen sind sehr verlockend, da sie auf den ersten Blick eine einfache Erklärung und ein klares Ziel anbieten. Kurzfristig führen sie zu einer leichten Abnahme der als sehr unangenehm erlebten Hilflosigkeit. Langfristig haben jedoch alle Denkfallen sowie beliebige Kombinationen davon eher eine weitere Verschlechterung der Schmerzproblematik zur Folge.

Uns ist bewusst, dass die im Folgenden beschriebenen Denkfallen sowie die sich daraus ableitenden Veränderungsvorschläge im Denken und Verhalten für viele Eltern, aber auch für die Kinder und Jugendlichen eine große Herausforderung darstellen. Sie fordern uns nämlich dazu heraus, unser gewohntes Denken und Verhalten in Frage zu stellen. Auch verlangen sie den Eltern den Kraftakt ab, sich einzugestehen, dass sie sich – in bester Absicht für das eigene Kind – möglicherweise ungünstig in Bezug auf die Schmerzen verhalten haben. Trösten Sie sich. Die meisten Eltern, die wir bisher in unserer Schmerzambulanz oder auf unserer Schmerzstation kennen gelernt haben, waren in mindestens einer dieser Denkfallen gefangen. Sie befinden sich also in guter Gesellschaft. Und falls es Ihnen bisher gelungen ist, alle Denkfallen zu umgehen: Respekt! Das schaffen nur die wenigsten Eltern.

## Denkfalle 1: »Der Schmerz ist psychisch bedingt!«

*Andere in der Klasse haben mir gesagt,*
*dass ich doch eh nur die Schule schwänzen will!*
David, 13 Jahre

Eine beliebte Falle, in die Ärzte und Therapeuten, mitunter aber auch Eltern von Kindern und Jugendlichen mit chronischen Schmerzen tappen, ist zu denken: »Es ist nichts Körperliches, also muss es etwas Psychisches sein!« Der Ablauf ist eigentlich immer derselbe. Das Kind oder der Jugendliche bittet seine Eltern direkt oder indirekt, etwas gegen seine Schmerzen zu unternehmen. Nachdem die sonst hilfreichen Strategien (von Kamillentee über Cool Packs bis Körnerkissen) nicht langfristig gefruchtet haben, wendet sich die Familie zum wiederholten Mal an einen Arzt.

Zu diesem Zeitpunkt wurden bereits meist schon einige Untersuchungen durchgeführt. Etliche Untersuchungen folgen, weitere Spezialisten aus der Schulmedizin werden angefragt, häufig werden parallel zu den medizinischen Untersuchungen und medikamentösen Behandlungsversuchen alternative Therapien (z. B. Homöopathie) ausprobiert. Manchmal gibt es auffällige Befunde, die aber das Ausmaß und das häufige Auftreten der Schmerzen nicht völlig erklären können. Die Eltern sind hilflos, viele haben sich bereits im Internet hier und da ein paar Informationen über Schmerzen zusammengesucht und reagieren nicht selten gereizt auf wiederholt unauffällige Untersuchungsergebnisse.

Auch die Ärzte empfinden es als unangenehm, keine Diagnose mitteilen zu können. Sie erleben die Eltern mitunter als sehr fordernd, was bei den Ärzten eine eher ablehnende Haltung provozieren mag. Dennoch möchten sie dem Kind und der Familie natürlich helfen. Da sie allerdings auch nicht mehr weiterwissen, wird den Eltern nahegelegt, sich einen Psychotherapeuten zu suchen, da die Schmerzen wahrscheinlich eine »psychische« oder »psychosomatische« Ursache hätten. Die betroffenen Familien sind verunsichert. Denn noch immer denken viele Menschen, dass man niemals psychische Probleme haben darf und dass sie – falls sie doch einmal ungebetenerweise auftauchen – bitte schön ohne fremde Hilfe gelöst werden müssen. Alles andere wäre ja auch eine *Katastrophe:* »Bist du nicht ganz richtig im Kopf oder warum machst du eine Therapie?« Einen Psychologen oder Psychiater aufzusuchen gilt noch immer als Eingeständnis von Schwäche oder »Beweis«, dass man irgendwo »versagt« hat oder »schuld« an den Schmerzen ist. Leider ist dieses Denken immer noch verbreitet, obwohl es sogar die Heilungschancen (egal, ob bei Ängsten, Depressionen oder Schmerzen) verringern kann, wenn man zu lange wartet.

## Psychologische Beratung ist kein Allheilmittel

Was aber, wenn Eltern mutig und aufgeschlossen genug sind, mit ihrem Kind diesen Weg zu gehen, damit es endlich nicht mehr leiden muss? Leider ist dies allein in der Regel auch noch nicht die Lösung. Erstens ist in manchen Gebieten Deutschlands die Versorgung mit ausgebildeten Kinder- und Jugendpsychotherapeuten immer noch sehr schlecht: Wartezeiten bis zu einem Jahr sind keine Seltenheit. Zum Glück wurde dieser Umstand endlich auch von Seiten der Bundesregierung erkannt, so dass ab 2009 darauf geachtet wird, dass mehr Kinder- und Jugendlichenpsychotherapeuten bundesweit zur Verfügung stehen.Zweitens haben auch die meisten Psychotherapeuten mit chronischen Schmerzen wenig Erfahrung, wie eine exemplarische Befragung der niedergelassenen Therapeuten in und um Mainz jüngst noch einmal eindrucksvoll belegt hat. Drittens untersucht ein Psychotherapeut in der Regel, inwiefern mögliche psychische Probleme vorliegen, die eventuell einen Einfluss auf die Schmerzproblematik haben könnten, und versucht erst einmal dort anzusetzen. Leider erlernen die Kinder und Jugendlichen dabei häufig noch nicht, wie sie ihre Hilflosigkeit im Umgang mit Schmerzen abbauen können und welche Strategien tatsächlich zu einer Verringerung der Schmerzen beitragen. Durch diese fehlende Wirksamkeit aber werden die Kinder und Jugendlichen wiederum in ihrer Einstellung bestärkt, dass es eben doch »nichts Psychisches« ist.

Natürlich ist das etwas schwarzgemalt. Es gibt eine Menge sehr engagierter Ärzte und Therapeuten, die fehlendes eigenes Fachwissen durch Persönlichkeit oder Engagement, z. B. durch Nachfragen in spezialisierten Zentren oder eigene Recherche, ausgleichen und Kindern und Eltern eine große Hilfe sind. Dennoch berichten die betroffenen Familien noch immer viel zu häufig von den erwähnten negativen Verläufen (die Kinder erzählen von Sätzen wie: »Wenn du mir nicht sagen kannst, was dein Problem ist, kann ich dir bei deinen Schmerzen nicht helfen«).

Den in dieser Hinsicht eindrucksvollsten Erfahrungsbericht hörten wir von einem fast erwachsenen Jugendlichen. Trotz eigentlich eindeutig migränetypischer Symptome (Übelkeit mit Erbrechen etwa einmal die Woche, meist einseitige Kopfschmerzen mit starker Lärm- und Lichtempfindlichkeit, sehr starke Schmerzen, die sich bei Bewegung noch verschlimmertem) wurde dem Jungen und den Eltern über zehn Jahre hinweg von vielen verschiedenen Seiten gesagt, dass er nur nicht zur Schule gehen wolle und ihm deshalb übel sei; man solle den Schmerzen keine Beachtung schenken und ihn dennoch in die Schule schicken. Der arme Junge schaffte es tatsächlich, in den ganzen zehn Jahren kaum einen Tag in der Schule zu fehlen, musste aber dafür manches Mal in der Schule erbrechen, ganz zu schweigen davon, dass er sich während der Migräneattacken natürlich kaum auf den Unterricht konzentrieren konnte. Glücklicherweise war dieser Junge bereits vor der Vorstellung bei uns davon überzeugt, unter Migräne zu leiden, da sein Vater hin und wieder die gleichen Symptome zeigte. Dank einer einfachen medikamentösen Migräneattackentherapie sowie der Vermittlung einiger Verhaltensregeln konnte ihm endlich schnell und nachhaltig geholfen werden.

**Vorsicht vor Pauschalurteilen**

Chronische Schmerzen sind niemals rein psychisch oder rein organisch. Es kann durchaus sehr sinnvoll sein, einen Psychotherapeuten zu Rate zu ziehen, um mit ihm an Ängsten oder schmerzverstärkenden Gedanken und Verhaltensweisen zu arbeiten. Aber am Anfang einer Behandlung von chronischen Schmerzen sollte immer sehr sorgfältig nach *allen* Seiten geforscht werden, um herauszufinden, was eigentlich los ist. Ein Vater formulierte es einmal sehr treffend: »Warum um alles in der Welt hat uns in den letzten drei Jahren eigentlich keiner etwas über diesen Teufelskreis der Schmerzen gesagt? Eine Menge Zeit und Ärger wäre uns erspart geblieben.«

## Denkfalle 2: »Der Schmerz ist organisch bedingt!«

*Das mag ja alles sein. Aber ich bin mir sicher, dass da irgendwas ist. Ich bild' mir die Schmerzen doch nicht ein!*
Laureen, 16 Jahre

Eine weitere Denkfalle lautet: »Es muss wohl doch etwas Körperliches sein!« Anders als die »psychische« Denkfalle ist sie allerdings viel gefährlicher für das Wohl des Kindes und nimmt leider manchmal einen tragischen Verlauf.

Unserer Erfahrung nach tappen Eltern, die selbst vom Fach sind, häufiger in diese Denkfalle – also Eltern, die (Kinder-) Krankenschwestern oder -pfleger, Ärzte, Krankengymnasten oder Physiotherapeuten sind oder eine naturwissenschaftliche Ausbildung haben. Sie weisen meist die Anregung, einen Psychotherapeuten aufzusuchen, empört von sich. Vorherrschend ist häufig ein grundsätzliches, tiefes Misstrauen gegenüber »diesem Psychogeschwätz«. Stattdessen werden noch genauere Untersuchungen durchgeführt und noch mehr Spezialisten zu Rate gezogen. Beispielsweise sind bei Kindern und Jugendlichen mit Bauchschmerzen, deren Familien Denkfalle 2 auf den Leim gehen, wiederholte Magen- und Darmspiegelungen und unzählige teils radikale Diätversuche keine Seltenheit.

Streng wissenschaftlich gesehen müsste man bei der Hülle und Fülle an durchgeführten Untersuchungen zu erwartende »Zufallstreffer« ausklammern oder zumindest offen thematisieren. Denn natürlich ist es sehr wahrscheinlich, dass irgendwann irgendein Wert oder eine Probe aufgrund von Messfehlern keinen Normalbefund ergibt. Das ist Statistik und nicht verwunderlich. Kaum jemand wird so häufig und so gründlich medizinisch auf den Kopf gestellt wie Kinder und Jugendliche, die in Denkfalle 2 feststecken. Und zum Glück wird bei ihnen nur sehr selten (und anders als in den Medien dargestellt) im Verlauf der Schmerzerkrankung doch noch eine schwerwiegende Diagnose gestellt.

Schon einer der Altväter der deutschen Allgemeinärzte, Prof. Helmut Gillmann, warnte vor der »Diagnose als Krankheit«: »Je mehr diagnostische Parameter herangezogen werden, desto geringer wird der Prozentsatz völlig ›normaler‹ Personen. Untersucht man Menschen, die sich gesund fühlen, mit 20 Messmethoden, so sind nur 36 Prozent völlig normal. Bei 100 Messmethoden ist nur noch ein Prozent als völlig normal zu bezeichnen.«[2] Darüber hinaus bedeutet ein »unnormales« Testergebnis (z. B. bei einem Blutwert) noch lange nicht, dass der Proband krank ist. »Normal« bedeutet lediglich, dass 95 Prozent aller gesunden Menschen einen Wert in einem bestimmten Bereich haben – woraus aber keineswegs folgt, dass die übrigen »abnormalen« 5 Prozent alle krank sind! Dieser Umstand ist den Eltern, die in Denkfalle 2 feststecken, oft nicht bewusst.

Dank jahrelanger weltweiter Verlaufsbeobachtung vieler tausend Kinder und Jugendlicher mit chronischen Schmerzen weiß man mittlerweile, dass fast alle Patienten, deren Eltern sich in Denkfalle 2 befinden, einen chronischen Schmerzverlauf erfahren. Auch unsere eigenen Studien konnten zeigen, dass die meisten Kinder und Jugendlichen, deren Eltern nicht bereit waren, chronische Schmerzen auf einer biologisch-psychologisch-sozialen Ebene zu betrachten, auch zwei Jahre nach Ende der Behandlung noch unverändert an Schmerzen litten.

Tragisch an Denkfalle 2 ist, dass es Jahre dauert, bis endlich die Suche nach Ursachen aufgegeben und der oder die Jugendliche (Kinder sind es dann meist nicht mehr) einer geeigneten Behandlung zugeführt wird. Leider sind dann aufgrund der Chronifizierung sowie Ausformung des Schmerzgedächtnisses Erfolge meist erst nach längerfristiger Behandlung zu erwarten.

## Denkfalle 3: »Der Schmerz muss weg – für immer!«

*Kann man das Schmerznetzwerk nicht einfach rausschneiden?*
Peter, 10 Jahre

Denkfalle 3 ist praktisch die verschärfte Version von Denkfalle 2 und führt nicht selten zu radikalen, die körperliche Gesundheit gefährdenden Behandlungsversuchen. Auch hier wird der Schmerz rein organisch betrachtet, aber – fast wie im Krieg –

2 So zitiert in einem Artikel der *Welt*, 10.1.2007.

zusätzlich als »Feind«, der um jeden Preis besiegt und ausgelöscht werden muss. Manchmal ist nicht klar zu eruieren, ob es die betroffenen Familien sind, die die behandelnden Ärzte dazu bringen, nicht die eigentlich angebrachte Vorsicht walten zu lassen – oder ob es, wie uns schon glaubhaft versichert wurde, die Ärzte sind, die zügig eine Operation erwägen. Denn für Ärzte ist die Hilflosigkeit, nicht schnell etwas gegen die Schmerzen unternehmen zu können, genau so schwer auszuhalten wie für die betroffenen Eltern oder Kinder und Jugendlichen. Dies kann im Extremfall zu ärztlichen Aussagen wie der folgenden führen: »Wir wissen zwar nicht, was es ist, aber wir machen den Bauch auf und schauen einfach mal nach!« Dies äußerte der behandelnde Chirurg gegenüber den Eltern einer kleinen Patientin. Zum Glück für ihre Tochter waren beide Elternteile so schockiert, dass sie die geplante Operation nicht zuließen und auch die weitere Behandlung bei diesem Arzt abbrachen.

Kinder und Jugendliche, deren Eltern in Denkfalle 3 gefangen sind, müssen in der Regel viele drastische Maßnahmen wie unzählige Spritzen, Operationen und hoch dosierte Medikamentenkombinationen über sich ergehen lassen. Nach erfolgten Operationen gesellen sich zu den durch den Eingriff bedingten Schmerzen aufgrund der erhöhten Schmerzempfindlichkeit nicht selten noch Narbenschmerzen hinzu (ganz zu schweigen vom unnötigen Operationsrisiko während der Operation). Auch ein Medikamentenmissbrauch oder eine Überdosierung bis hin zur Abhängigkeit kann die Folge einer falschen Schmerztherapie sein. Hinzu kommt die Enttäuschung des Kindes oder Jugendlichen, dem ja versprochen wurde, dass nun die Schmerzen bald aufhören würden.

All das – die drastischen Therapien und die vielen Enttäuschungen – bleiben selten ohne Folgen für die Psyche der Patienten. Im schlimmsten Fall sind die entstandenen Schäden nicht mehr zu korrigieren, und das Kind muss z. B. mit operationsbedingten Nebenwirkungen leben. Schützen Sie Ihr Kind davor, dass es so weit kommt. Helfen Sie ihm bei der aktiven Schmerzbewältigung oder suchen Sie im Notfall eine der im Anhang genannten spezialisierten Einrichtungen auf.

**Zusammenfassung**

Den drei Denkfallen ist gemeinsam, dass alle Beteiligten sich irgendwann nicht mehr zu helfen wissen. Sicherlich haben wir manches etwas verkürzt dargestellt. Wir dürfen Ihnen aber versichern, dass alle beschriebenen Verläufe auf realen Erfahrungen beruhen.

Der erfolgversprechendste Weg, Ihrem Kind zu helfen, und eine hilfreiche Einstellung zum Schmerz ist es, alle Möglichkeiten zuzulassen und keine auszuklammern. Das heißt, dass sowohl die körperliche Ebene (= der Schmerz ist *auch* organisch bedingt und nicht eingebildet) als auch die psychische Ebene (= der Schmerz ist *auch* psychisch bedingt, da das Schmerzerleben stark vom Grad der Aufmerksamkeit und der Grundstimmung abhängt) und die soziale Ebene (= wie gehen die anderen mit den Schmerzen um?) in sämtliche Überlegungen mit einbezogen werden.

## Maßnahme 1: Denkfallen entschärfen

*Meine Mutter hat auch immer Rückenschmerzen, früher war ich häufig krank und hatte häufig starke Schmerzen, und bei uns zu Hause wird viel über Schmerzen geredet.*
Jacqueline, 10 Jahre

Zunächst ein paar beruhigende Worte: Wir haben nur sehr wenige Eltern, Kinder und Jugendliche mit chronischen Schmerzen kennen gelernt, die nicht mindestens einer der drei Denkfallen »auf den Leim gegangen« sind. Das ist völlig menschlich und normal. Selbst nach Jahren der Schmerzchronifizierung ist es nie zu spät, seine Einstellung mit Hilfe der folgenden Maßnahme zu ändern und alle drei Ebenen im Umgang mit den Schmerzen einzubeziehen.

1. Legen Sie eine Liste mit drei Spalten an, je eine für »biologisch«, »psychologisch« und »sozial«:

# Günstige und ungünstige Verhaltensweisen bei Schmerzen

*Meine Mutter will immer wissen, wann ich wie oft welche Schmerzen habe. Das ist wirklich voll nervend!*
Ismail, 14 Jahre

In diesem Kapitel werden wir verschiedene Verhaltensweisen im Umgang mit chronischen Schmerzen besprechen. Dabei sei noch einmal darauf hingewiesen, dass all die dargestellten Verhaltensweisen nur bei *chronischen* Schmerzen ungünstig sind. Es sind normale und nachvollziehbare Verhaltensweisen, wenn ihr Kind akut krank ist oder sich eine Verletzung zugezogen hat.

Wir wissen, dass gerade bei dem Versuch, eine gewohnte Verhaltensweise zu verändern, noch kein Meister vom Himmel gefallen ist. Seien Sie bitte also gnädig mit sich selbst, wenn es Ihnen nicht sofort gelingt, auch nur 50 Prozent aller empfohlenen Verhaltensweisen im Umgang mit Ihrem Kind umzusetzen (mehr schafft zu Beginn kaum jemand). Ihr Kind wird in jedem Fall bemerken, dass Sie versuchen, sich anders zu verhalten.

Aber auch die betroffenen Kinder und Jugendlichen werden sich umstellen müssen. Nicht alle Kinder und Jugendlichen reagieren begeistert, wenn ihre Eltern ihnen plötzlich weniger Aufmerksamkeit schenken, sobald sie über Schmerzen klagen. Deswegen ist der Abschnitt »Ein Brief an Ihr Kind« speziell für diejenigen Kinder und Jugendlichen gedacht, die sich fragen, ob ihre Eltern sie nun auf einmal weniger lieb haben.

## Kleiner psychologischer Exkurs

*Was ich mache, wenn ich wegen der Schmerzen nicht zur Schule kann?*
*Fernsehen, was denn sonst?*
Kim, 13 Jahre

Wie wir bereits gesehen haben, können Schmerzen gelernt werden. Wie gut wir etwas lernen, hängt aber auch von den Konsequenzen ab, die damit zusammenhängen. Wenn ein Kind fleißig Mathematik lernt, aber ständig zu hören bekommt, dass es eigentlich zu dumm dazu ist, wird es irgendwann mit dem Lernen aufhören. Es wird zudem zu glauben beginnen, dass es Mathe tatsächlich nicht kann, und jede Unsicherheit im Matheunterricht als Beweis dafür deuten. Unabhängig von der tatsächlichen Fähigkeit, Mathematik zu verstehen, ist die wahrscheinliche Folge eine schlechte Note. Wenn Sie Ihr Kind dagegen bei Schwierigkeiten trösten und sich über kleine Erfolge mit ihm freuen, wird es wahrscheinlich deutlich motivierter an seine Matheaufgaben herangehen. Untersuchungen zeigen, dass die tatsächliche Fähigkeit, abstrakte mathematische Aufgaben zu verstehen, in keinem Zusammenhang mit der Note in Mathematik steht.

Bei Schmerzen ist es sehr ähnlich. Wenn die Schmerzen dazu führen, dass unangenehme Aktivitäten (z. B. eine Klassenarbeit in einem bestimmten Fach, Hausaufgaben oder generell der Schulbesuch) vermieden werden können, wird sowohl die Häufigkeit als auch die Stärke der Schmerzen verstärkt. Man kann sich das so vorstellen, dass der Schmerz mit der unangenehmen Tätigkeit verbunden (oder assoziiert) wird. Wenn dann die unangenehme Situation naht, erinnert sich das Gehirn automatisch auch an die damit verbundenen Schmerzen. In einem solchen Fall hat der Schmerz neben seiner unangenehmen auch eine angenehme Seite. Er hat sozusagen eine »Funktion«.

Meistens ist diese Art von Schmerz einfach zu erkennen, vorausgesetzt, man hat ein gutes Verhältnis zu seinem Kind und weiß, was es derzeit als angenehm und unangenehm erlebt. Erlebt Ihr Kind z. B. die Schule – warum auch immer – derzeit als belastend und leidet zudem unter häufigen Schmerzen, so wird das Fehlen in der Schule die Schmerzen verstärken. Sie werden jedoch bemerken, dass die Schmerzen tendenziell rückläufig sind, wenn Ihr Kind, anstatt zur Schule zu gehen, fernsehen oder am Computer spielen darf. Es kommt nicht selten vor, dass sich Kinder oder Jugendliche am Nachmittag wieder mit Freunden treffen – und sich über den Vorwurf wundern, die Schule geschwänzt zu haben.

Kompliziert wird es, wenn Ihr Kind sehr verschlossen ist oder belastende Lebenserfahrungen bei der Schmerzentstehung eine Rolle spielen. In solchen Fällen werden Sie wahrscheinlich nicht ohne die Hilfe eines psychologischen Schmerztherapeuten auskommen. Die Hintergründe sind in diesen Fällen auch zu vielfältig und würden bei weitem den Rahmen eines Elternratgebers sprengen.

Die Konsequenz ist: Bei chronischen Schmerzen sollten selbst unangenehme Aktivitäten nicht vermieden werden. Das bedeutet, so widersprüchlich es auch in den Ohren der betroffenen Familien klingen mag: Die Schule sollte trotz Schmerzen besucht, Hausaufgaben sollten gemacht und auch die kleinen Aufgaben im Haushalt normal erledigt werden. Es gibt weder aus medizinischer noch aus psychologischer Sicht einen Grund dafür, warum das nicht so sein sollte. Je mehr Vermeidungsverhalten Sie wegen der Schmerzen an den (All-)Tag legen, desto mehr werden die Schmerzen in den Vordergrund des Familienlebens rücken, und desto mehr wird der Schmerz gelernt und verstärkt. Je strukturierter und normaler aber der Alltag abläuft, desto mehr unterstützen Sie Ihr Kind bei seinen natürlichen Schmerzbewältigungsstrategien.

Selbst Jugendliche, die seit Monaten nicht mehr zur Schule gingen und sich fast nur noch in ihrem Zimmer aufhielten, waren bereits nach drei Wochen stationären Aufenthalts auf einer

Schmerzstation wieder in der Lage, trotz ihrer Schmerzen einen relativ normalen Alltag zu bestreiten. Das zu erreichen ist nicht sonderlich schwierig. Viel schwieriger ist es meist, die Eltern davon zu überzeugen, dass sie diese Maßnahmen selbst gegen den Widerstand ihrer Kinder umsetzen müssen – und dass Mitleid und Schonung nur alles schlimmer machen.

**Zusammenfassung**

Schmerzen dürfen nicht dazu führen, dass ein normales Verhalten vermieden wird! Denn Schonung und Vermeidung verschlimmern Schmerzen nur noch und verringern die Fähigkeit, Probleme zu lösen. In der Folge kommt es zu generell vermehrter körperlicher Anspannung sowie Unsicherheit in schwierigen Situationen. Dies führt auf Dauer zu vermehrter Sensibilisierung und stärkeren Schmerzen. Dieser Teufelskreis kann nur durchbrochen werden, wenn Ihr Kind trotz Schmerzen seinen gewohnten Alltag aufrechterhält.

## Ein Brief an Ihr Kind

*Ich finde es aber doof, dass meine Eltern mich nicht mehr nach den Schmerzen fragen sollen. Wir schmusen doch immer dann, wenn ich Schmerzen habe!*

Irina, 9 Jahre

*Liebes Mädchen,*
*lieber Junge,*

*Deine Eltern haben dieses Buch in der Hoffnung gekauft, Dir bei der Bewältigung Deiner Schmerzen besser helfen zu können. Falls Du es nicht bereits getan hast, bist Du herzlich dazu eingeladen, ebenfalls in diesem Buch nachzulesen, was unter diesen »chronischen« Schmerzen, die Dir so weh tun, eigentlich zu verstehen ist und wie sie entstanden sind. Bisher haben Deine Eltern ihr Bestes gegeben, um Dich zu unterstützen. Möglicherweise hast*

*Du aber manchmal doch den Eindruck gehabt, dass sie Dir Deine Schmerzen nicht richtig glauben.*

*Unserer Erfahrung nach haben Kinder und Jugendliche wirklich Schmerzen, wenn sie das sagen. Warum auch solltest Du nur so tun, als hättest Du Schmerzen? Leider ist es aber so, dass nicht nur Du Dich häufig hilflos fühlst, sondern auch Deine Eltern, und beide nicht wissen, wie sie Dir nun helfen sollen. Dieses Gefühl der Hilflosigkeit macht auf Dauer jeden fertig, Du kennst das selbst gut genug. Leider sind auch Deine Eltern keine Übermenschen, die immer alles richtig machen. Auch sie sind häufig mit Ihren Nerven am Ende und machen sich große Sorgen um Dich. Deswegen reagieren sie manchmal ein wenig gereizt, sodass Du Dich wiederum ungerecht behandelt fühlst. Oder sie fragen ständig nach, ob die Schmerzen noch da sind. Und das nervt Dich dann!*

*Wir haben auch einen Film gemacht, der genau zeigt, wie Schmerzen entstehen und wieso sie so häufig da sind. Schau ihn dir doch mal zusammen mit deinen Eltern an.*

*In diesem Buch sind ein paar Tricks beschrieben, die Dir dabei helfen können, Dich etwas besser von den Schmerzen abzulenken. Auch Deinen Eltern versuchen wir, einige Tipps zu geben, was sie tun können, um Dir auf Dauer zu helfen. Das bedeutet allerdings auch, dass sich einige Dinge zu Hause verändern werden. Beispielsweise sollte über die Schmerzen möglichst wenig geredet werden. Sie sind ja sowieso da, das weißt Du, das wissen alle – also braucht man über sie nicht auch noch zu reden. Es würde ja auch keiner auf die Idee kommen, über eine Sechs in Mathe, über die man sich ärgert und traurig ist, stundenlang zu reden. Wenn Du mitmachst und mit Deinen Eltern zusammen versuchst, einige Dinge umzusetzen, die in diesem Buch beschrieben sind, fällt das allen leichter, als wenn einer allein alles ausprobiert. Immerhin geht es ja auch um Dich und darum, dass Du wieder mehr Freude am Leben hast, egal ob nun mit oder ohne Schmerzen.*

*Viele Grüße*
*Michael Dobe und Boris Zernikow*

## Das Sprechen über Schmerzen

*Mann, jetzt hast du mich wieder an die Schmerzen erinnert!*
Matthias, 12 Jahre

Wir haben noch kein Kind erlebt, das sich nicht hin und wieder über ein ständiges Nachfragen nach Schmerzen von Seiten der Eltern, Lehrer, Freunde und Verwandten ärgert. Egal, wer es wie häufig macht: *Es bringt nichts.* Die Frage »Hast du Schmerzen?« macht vielleicht Sinn bei einem Kind, das sich gerade gestoßen hat. Aber auch dann wäre »Ist es jetzt besser?« die sinnvollere Formulierungsalternative.

Der Grund: Um die Frage »Tut es noch weh?« oder »Hast du noch Schmerzen?« beantworten zu können, muss man sich auf seinen Körper und auf die schmerzende Stelle konzentrieren. Im ungünstigsten Fall ist Ihr Kind gerade abgelenkt und wird genau durch diese Frage erneut mit seinen Schmerzen konfrontiert. Im günstigsten Fall konzentriert sich Ihr Kind gerade auf die Schmerzen. Gewonnen haben Sie mit der Frage dennoch nichts. Sie ist streng genommen ein Ausdruck Ihrer Hilflosigkeit und Ihres Wunsches, dass doch endlich dieser Schmerz bei Ihrem Kind verschwinden und es nicht mehr leiden möge.

## Maßnahme 2: Die 2-Euro-Regel

*Und ob ich damit einverstanden bin!*
Bart, 14 Jahre

Dauerhafte Verhaltensänderungen fallen in der Regel nicht leicht. Allein das Aufklären über den Zusammenhang zwischen der Nachfrage nach Schmerzen und der Verstärkung der Schmerzen führt jedenfalls noch nicht zu. Man muss dieses neue Verhalten regelrecht einüben. Das könnten Sie tun, indem Sie folgende Absprache mit Ihrem Kind treffen:

»Jedes Mal, wenn ich dich in Zukunft frage, ob du Schmerzen hast oder wo du Schmerzen hast oder wie stark deine Schmerzen sind, bekommst du von mir 2 Euro. Bitte erinnere du mich dann daran, wenn ich mal wieder nachgefragt habe.« Wir versprechen Ihnen, Ihrem Kind wird ein kleines Grinsen übers Gesicht huschen.

Der Gedanke, der dahinter steht: Ihr Kind wird ab sofort bei einer schmerzbezogenen Nachfrage nicht mehr an den Schmerz, sondern an das Geld denken – und sich also freuen, statt traurig oder ärgerlich zu sein. Und für Sie wird es durch diese Regelung ebenfalls einfacher: Sie müssen nun keine Schuldgefühle mehr haben oder sich ärgern, wenn Sie mal wieder aus Versehen nachgefragt haben. Vielleicht können die betroffenen Kinder und Jugendliche ja auch Lehrer und Freunde dazu überreden, diese Regel zu übernehmen. Sie werden sehen: In jedem Fall wird die Stimmung lockerer.

Um keine Missverständnisse aufkommen zu lassen: Natürlich sollen Sie sich auch weiterhin nach dem Wohlergehen Ihres Kindes erkundigen. Besprechen Sie mit ihm vorher nur, bei welcher Art von Frage es nicht an Schmerzen denkt – denn darum geht es. Das ist individuell ganz verschieden. Manche Kinder und Jugendliche lässt schon die Frage »Wie geht es dir?« an Schmerzen denken, für andere ist sie völlig in Ordnung. Wichtig ist nur, dass Sie eine Frage verabreden, die bei Ihrem Kind nicht den Gedanken an seine Schmerzen heraufbeschwört. Und sollten Sie einmal wieder einen Rückfall haben und sich fragen, was zu tun ist, wenn Ihr Kind offensichtlich wieder Schmerzen hat, aber nicht darüber reden will – dann erhöhen Sie das »Schmerzensgeld« schnell auf zwei Euro. Nun sollte es Ihnen leichter fallen, sich das Nachfragen zu verkneifen.

An dieser Stelle müssen wir den betroffenen Kindern und Jugendlichen leider eines mitteilen: Mit dieser Methode sind keine Reichtümer zu verdienen. Wenn es ums Geld geht, lernen auch Erwachsene recht schnell. Mehr als zwanzig Euro hat von den vielen Kindern und Jugendlichen mit chronischen Schmerzen, die wir begleitet haben, kaum jemand verdient.

## Maßnahme 3: Ablenkungsstrategien erarbeiten

*Es wird schwer, aber wir werden es ausprobieren!*
Frau K., 39 Jahre

Loben Sie Ihr Kind für jeden Versuch, sich von seinen Schmerzen abzulenken. Das ist schließlich das Beste, was es tun kann. Sie kennen Ihr Kind und wissen, ob es sich eher darüber freut, wenn Sie ihm das Lob direkt mitteilen, während es sich von den Schmerzen abzulenken versucht, oder ob es eher günstiger ist zu warten, bis Ihr Kind von sich aus die Ablenkung beendet. Vorstellbar ist auch, sich mit Ihrem Kind hinzusetzen und sich von ihm erklären zu lassen, wie ihm die Ablenkung gelungen ist.

Vielleicht können Sie bei einem solchen Gespräch sogar für Ihr Kind generell günstige Ablenkstrategien erkennen. Wir erleben es häufiger, dass Kinder und Jugendliche feststellen, dass v. a. Spielen (in allen Variationen) oder Reden (natürlich nicht über Schmerzen) mit den Eltern oder Freunden ihnen so gut hilft, dass sie eigentlich nur noch eine Hilfestellung für die Schule benötigen. Natürlich sind sie vorher darüber aufgeklärt worden, wie ihre chronischen Schmerzen entstanden sind, sodass sie sich keine Sorgen mehr machen. Denn Ablenkung funktioniert in der Regel dann am besten, wenn man sich nicht insgeheim sorgt, dass die Schmerzen Ausdruck einer bösartigen Erkrankung sein könnten.

## Vermeiden vermeiden

*Ist einfach nur mal Chillen eigentlich auch okay?*
Theresa, 17 Jahre

Normalerweise legt man sich hin, wenn man sich krank, müde oder schlapp fühlt oder verletzt ist. Erkrankungen oder Verletzungen werden meist von Schmerzen begleitet. So ist es nachvollziehbar, dass man automatisch Schmerzenhaben mit Kranksein gleichsetzt. Das haben wir alle verinnerlicht. Der Rat »Ruh Dich aus und schlaf eine Runde« macht also bei einem akut kranken oder verletzten Kind absolut Sinn – Sie sollten ihn in einer solchen Situationen natürlich auch in Zukunft erteilen. Bei chronischen Schmerzen führen solche Ratschläge allerdings dazu, dass die Schmerzen auf Dauer sogar schlimmer werden.

Man weiß nämlich mittlerweile, dass gerade die so genannten passiven Bewältigungsstrategien (also alles, was mit Schlafen, Schonung oder in anderer Weise mit dem Vermeiden von Bewegung zu tun hat) bei dauerhafter Anwendung einen Erfolg in der Schmerzbehandlung verhindert. Das gilt sogar dann, wenn die Kinder zusätzlich auch aktive Bewältigungsstrategien (sich ablenken, etwas unternehmen, an etwas Schönes denken, trotz Schmerzen mit der momentanen Beschäftigung fortfahren) benutzen.

Natürlich ist nun nicht gemeint, dass Ihr Kind ständig in Aktion sein soll. Eine Pause bei den Hausaufgaben einzulegen und einfach mal zu träumen oder Musik zu hören, mal abzuhängen und die Seele baumeln zu lassen ist absolut notwendig, um wieder Kraft zu tanken. Doch solche Pausen sollten nicht damit verwechselt werden, wenn man sich *wegen der Schmerzen* ausruht, hinlegt oder schläft. Das nämlich ist tatsächlich absolut kontraproduktiv. Zudem kann eine Verkehrung des Schlaf-Wach-Rhythmus die Folge sein. Dann schlafen die Kinder tagsüber, weil sie erschöpft sind, und sind des Abends und des Nachts dann wach, weil sie nicht schlafen können. Des Morgens sind sie dann nicht mehr in der Lage, sich zu konzentrieren. Mangelnder Schlaf hat auch noch die unangenehme Nebenwirkung, dass man am nächsten Tag schmerzempfindlicher und allgemein gereizter ist.

Viele Schmerzen sind (auch) ein Ausdruck von Stress oder treten verstärkt vor, während oder nach ungeliebten Tätigkeiten auf. Wenn nun wegen der Schmerzen Stress oder Aktivitäten vermieden werden, lernt unser Gehirn ganz automatisch, dass Schmerzen letztendlich auch eine positive Konsequenz haben.

Unterschätzen Sie nicht die Macht positiver Konsequenzen! Es gibt kaum etwas, das unser Denken, Fühlen und sogar die Struktur unseres Gehirns so nachhaltig beeinflussen kann. Viele von Ihnen werden jetzt sicherlich denken: »Das mag ja zutreffen – für andere Kinder. Für mein Kind gilt das sicher nicht.« Sicher, Kinder oder Jugendliche setzen Schmerzen eher selten »bewusst« ein, um unangenehme Aktivitäten oder Konsequenzen zu vermeiden. Je länger chronischer Schmerz allerdings besteht, desto wahrscheinlicher wird der Schmerz auch über positive Konsequenzen aufrechterhalten. Noch einmal: Hierin liegt sicher nicht die Ursache der Schmerzen, aber dieser Zusammenhang sollte in jedem Fall beachtet werden.

## Bloß kein Mitleid!

*Seitdem ich mir wegen der Schmerzen keinen Kopf mehr mache,*
*sind sie zwar gleich geblieben, aber irgendwie auch weniger.*
*Es ist, als ob sie sich wie ein Nebel langsam auflösen.*
Regina, 17 Jahre

Viele Eltern, aber auch Verwandte, Freunde und Lehrer bemitleiden mehr oder weniger offen Kinder, die Schmerzen haben. Sicherlich rührt dies zum Teil daher, dass wir alle selbst nur zu gut wissen, wie sehr Schmerzen schmerzen können. Wie bereits dargestellt kommt hinzu, dass Eltern, aber auch andere mitfühlende Verwandte durchaus an eigene Schmerzen erinnert werden können, was sie selbst noch mehr (mit)leiden lässt.

Sicherlich finden wir es alle schön, getröstet oder bemitleidet zu werden, wenn es uns mal nicht so gut geht. Wenn man aber ständig und jeden Tag »Ach, du Armer!« zu hören bekommt, geht man irgendwann auf die Barrikaden, weil Mitleid nicht sonderlich produktiv ist. Man wird nur ständig an das erinnert, was nicht gut ist oder nicht geklappt hat, und daran, wie schrecklich doch alles ist. Lebensfreude oder etwas Hoffnung auf Besserung kommen da gar nicht auf. Streng genommen können wir Mitleid nur so lange gut aushalten, solange wir uns selbst bemitleiden. Wenn wir uns wieder gefangen haben und versuchen, das Beste aus der Situation zu machen, nervt Mitleid eigentlich nur noch.

Ob das bei Ihrem Kind auch der Fall ist, sei dahingestellt. Kinder- und Jugendliche reagieren auf Mitleid sehr unterschiedlich. Manche sind ausgesprochen gereizt oder ziehen sich noch mehr zurück. Andere interpretieren mitleidvolle Äußerungen als ein Zeichen von Zuwendung und Rücksicht. In jedem Fall führen solche Äußerungen auf Dauer dazu, dass es nicht besser wird mit den Schmerzen. Was also tun?

## Maßnahme 4: Mut machen

*Lob dich selbst, dann geht's dir gut!*
Li, 15 Jahre

Mut machen – das ist leicht gesagt, aber schwierig umzusetzen. Wahrscheinlich haben Sie bereits schon auf vielerlei Art versucht, Ihrem Kind Mut und Zuversicht zu vermitteln. Absolute Voraussetzung ist – und alle Kinder und Jugendlichen aus unserer Praxis waren sich darin absolut einig: Man muss dem Kind Glauben schenken! Sie müssen ihm glauben, dass es nicht freiwillig Arztbesuche und Lebenseinschränkungen in Kauf nehmen würde, wenn es keine wirklichen Schmerzen hätte. Machen Sie ihm also zunächst deutlich, dass Sie nicht an seinem Leiden zweifeln, und fangen Sie dann an, ihm Mut zu machen.

Zum Beispiel könnten Sätze der folgenden Art hilfreich sein:

- »Die Schmerzen gehen auch wieder vorbei!«
- »Du wirst einen Weg finden, dass die Schmerzen weniger werden!«
- »Die Schmerzen sind stark, aber du bist stärker!«

Kinder und Jugendliche aus unseren ambulanten Bauch- und Kopfschmerzkursen sind in dieser Hinsicht ausgesprochen kreativ. Einprägsame Sätze wie »Nicht dran denken, ablenken!« oder »Tut der Kopf mal wieder weh, sag' ich zu mir: Nee!« sind nur einige Beispiele dafür. Weitere bunte Gedanken, die Sie mit Ihrem Kind in Ruhe durchgehen können, sind ab S. 145 aufgeführt.

Halten Sie sich bitte immer vor Augen, dass vor allen Dingen unsere Bewertung entscheidend beeinflusst, wie sehr wir unter den Schmerzen leiden. Auf den (chronischen) Schmerz haben wir erst mit der Zeit mehr und mehr Einfluss, unsere eigenen Bewertungen aber können wir sofort verändern. Kinder und Jugendliche sind dazu übrigens viel schneller in der Lage als Erwachsene. Wenn man den Schmerzen keine Bedeutung mehr beimisst und ihnen gegenüber eine eher gelassene Haltung einnimmt, dauert es nicht mehr lange, bis sich auch das Schmerzgedächtnis wieder zurückbildet. Und die Schmerzen werden weniger. Das ist kein Hexenwerk, sondern seit Längerem durch die Forschung erwiesen.

Sehen Sie trotz vieler Versuche überhaupt keinen Erfolg oder haben Sie und/oder Ihr Kind bereits alle Hoffnung auf Besserung verloren, so lesen Sie bitte im Kapitel »Alarmzeichen für eine schnelle Abklärung« (ab S. 170) weiter und wenden sich an eine der Adressen im Anhang.

## Struktur versus Chaos

*Täglich üben? Da kennen Sie meinen Sohn aber schlecht. Hat er Ihnen schon mal von dem Chaos in seinem Zimmer berichtet?*
Frau B., 34 Jahre

Zunächst einmal: Wir wollen hier keine Fürsprecher für eine autoritäre Erziehung sein. Allerdings haben sich Regeln und Absprachen in Maßen als extrem hilfreich im Umgang mit chronischen Schmerzen erwiesen. Genau genommen ist ein Erfolg in der Therapie chronischer Schmerzen nämlich nur schwer zu erreichen, wenn zuhause keine Regeln und Absprachen durchzusetzen sind. In einem solchen Fall werden die Eltern dann ebenso wenig durchsetzen können, dass ihr Kind trotz Schmerzen seinen Alltagspflichten nachkommt.

Ein unstrukturierter Alltag aber, kombiniert mit Schmerzen, führt beinahe zwangsläufig dazu, dass Schmerzen auf Dauer eher häufiger und stärker werden (siehe auch »Kleiner psychologischer Exkurs«, S. 50). Allerdings kann sich auch ein Zuviel an Aktivitäten negativ auswirken. Auch Freizeitstress kann körperliche Erholung verhindern und dazu führen, dass der Körper in eine muskuläre Daueranspannung gerät.

Ein anderes Extrem sind Kinder und Jugendliche, die nur noch selten zur Schule gehen, kaum am Familienalltag teilnehmen und sich von sozialen Aktivitäten zurückgezogen haben. Wenn diese Kinder und Jugendlichen sich mit ihren Familien bei uns im Deutschen Kinderschmerzzentrum vorstellen, bleibt nichts anderes mehr übrig, als eine stationäre Schmerztherapie durchzuführen. Dabei hätte es gar nicht so weit kommen müssen. Grob gesagt ist Fehlen in der Schule das Schlimmste, was man tun kann. Ganz klar, es ist nachvollziehbar, aber es macht die Schmerzproblematik nicht besser, sondern schlimmer. Den »Teufelskreis Schmerz« haben wir ja schon kennen gelernt (S. 21). Aufgrund fehlender Ablenkung konzentriert man sich noch mehr auf die Schmerzen, man macht sich mehr Sorgen z. B. wegen der vielen Schulfehltage, fühlt sich schuldig, weil die Eltern sich Sorgen machen, und zu allem Überfluss muss man ständig an die Schmerzen denken und wie schlimm doch alles ist. Folgendes Fallbeispiel soll das demonstrieren.

**Manuel, 14 Jahre**

Manuel ging nur noch selten zur Schule. Gerade morgens waren seine Kopfschmerzen am stärksten. Nach dem Aufwecken blieb er meist wegen der Schmerzen liegen und schlief häufig wieder ein. Meist stand er erst gegen Mittag auf. Den versäumten Schulstoff wollte er nicht nachholen, da die Kopfschmerzen wieder stärker wurden, wenn er sich aufs Lernen konzentrierte. Nachmittags und abends chattete er oder spielte zur Ablenkung am Computer, oft bis spätabends. Da Fernseher und Computer in seinem Zimmer standen, konnten die Eltern diese Beschäftigungen nicht kontrollieren. Doch auch diese Aktivitäten brachten irgendwann keine Ablenkung mehr, und Manuel lag nur noch passiv und apathisch in seinem abgedunkelten Zimmer. Manchmal äußerte er, ein Leben mit Schmerzen würde keinen Sinn für ihn machen.

Neben den vielen schmerzverstärkenden Verhaltensweisen war also ein umgekehrter Schlaf-Wach-Rhythmus zur Schmerzproblematik hinzugekommen. Allein dies kann schon schmerzverstärkend wirken. Zusätzlich trug aber auch die Passivität dazu bei, den Schmerz aufrechtzuerhalten. Erst im Rahmen eines stationären Aufenthaltes gelang es Manuel, anfangs mit Unterstützung, später immer selbstständiger, trotz Schmerzen einen normalen Tagesablauf zu schaffen.

Die folgenden drei Maßnahmen gehen sehr unterschiedlich mit dem Thema Schmerz, Struktur und Alltag um.

## Maßnahme 5: Weniger Aktivität ist mehr Lebensqualität

*Montags habe ich nach der Schule Logopädie, danach habe ich Ballett. Dienstags habe ich Flöte, mittwochs Schwimmen, donnerstags hab ich meinen freien Tag, Freitag ist Kommunionsunterricht und samstags besuchen wir immer meine Oma.*
Jasmin, 9 Jahre

Bei manchen Wochenplänen wird man schon vom Zuhören schwindelig. Und zwischen all den Aktivitäten sollen auch noch die Hausaufgaben sowie das Üben für Klassenarbeiten Platz haben, mal ganz abgesehen von Treffen mit den Freunden.

Viele Kinder wollen es selbst so, manchmal tun sie es aber auch den Eltern zuliebe, die wiederum natürlich nur das Beste für ihre Kinder wollen. Kurz gesagt: Fünf oder mehr regelmäßige Aktivitäten pro Woche – neben Schule und Freunden – schaden Kindern auf Dauer. Bei entsprechender genetischer Veranlagung sind häufiger auftretende Schmerzen (z. B. Kopfschmerzen) nahezu vorprogrammiert, wie die Erfahrung zeigt. Besprechen Sie mit Ihrem Kind, auf welche Aktivitäten es zumindest so lange verzichten will, bis die Schmerzen wieder deutlich seltener und schwächer geworden sind. Danach kann man immer noch einmal neu darüber reden. Und falls sich Ihr Kind nicht entscheiden kann, müssen Sie das tun.

Alternativ sollten entspannende »Tätigkeiten« auf dem Programm stehen: ein Spiele- oder Gammelabend, Treffen mit Freunden, Musikhören, Lesen oder Vorlesen … Ihnen fallen bestimmt auch einige andere Möglichkeiten ein, wie Ihr Kind für sich oder mit anderen entspannen und wieder Kraft tanken kann – auch und gerade an stressigen Tagen.

## Maßnahme 6: Mehr Aktivität ist mehr Lebensqualität

*Kannst du bitte für mich den Tischdienst machen?*
*Ich kann nicht. Mein Rücken tut gerade so weh.*
Susanne, 15 Jahre, zu einem anderen Mädchen auf der Schmerzstation

Uns ist noch kein Kind begegnet, das Schaden allein dadurch genommen hätte, dass es an einem altersgerechten Alltag auch mit oder trotz Schmerzen festgehalten hätte. Ganz im Gegenteil. Man weiß mittlerweile, dass ein derartiges Vorgehen notwendig zur Verbesserung der Schmerzproblematik ist. Das Kind oder der Jugendliche sollte allerdings über das Vorgehen und die Hintergründe informiert sein.

Ihr Kind muss morgens aufstehen (Ausnahme: zu spät oder unzureichend medikamentös behandelte Migräneattacke). Es gibt überhaupt keinen Grund, wegen chronischer Schmerzen zu Hause zu bleiben. Mit einem Ohr dem Unterricht zu folgen ist immer noch besser als mit keinem Ohr. Der Körper lernt auf diese Weise, dass der morgendliche Schulstress zum Alltag gehört, und gewöhnt sich wieder daran. Die morgendliche, unbewusste (d. h. klassisch konditionierte) körperliche Stressreaktion wird also schwächer, was sich positiv auf die Schmerzen auswirkt. Eine vorzeitige Unterbrechung des Schultags aufgrund der Schmerzen sollte nicht möglich sein. Die Hausaufgaben sollten in einer vorher festgelegten Zeit (z. B. einer Stunde) erledigt sein. Was bis dahin nicht geschafft wurde, wurde eben nicht geschafft.

Darüber hinaus hat es sich als hilfreich erwiesen, sich zusätzlich mehrmals die Woche sportlich zu betätigen. Der Rest des Tages wird aufgeteilt in Zeiten, die zur freien – aktiven – Verfügung stehen, und Zeiten, in denen man sich von den Strapazen der Schmerzbewältigung erholen kann. Auch hier sollten angenehme Aktivitäten im Vordergrund stehen, z. B. ein Bad nehmen, eine Entspannungsübung durchführen, im Bett Musik hören oder lesen.

Damit Ihr Kind diese Maßnahmen überhaupt mitträgt, sollten Sie sich gemeinsam mit ihm unbedingt im Vorhinein unseren Film über chronische Schmerzen – *Den Schmerz verstehen – und was zu tun ist in 10 Minuten!* (www.deutsches-kinderschmerzzentrum.de) – angeschaut haben.[3] In unserem Film erläutern wir sehr anschaulich, weswegen Hinlegen oder Ausruhen bei chronischen Schmerzen auf Dauer schädlich ist. Zusätzlich werden Sie wahrscheinlich die folgende Maßnahme benötigen.

## Maßnahme 7: Der Belohnungsplan

*Mama, jetzt musst du mit mir ins Kino fahren!*
David, 9 Jahre

Ein Verstärkerplan ist ein Erfolg versprechender Weg, sich das Prinzip des Belohnungslernens zunutze zu machen. Es gibt materielle und soziale Belohnungen. Und es gibt zwei Arten, wie die Belohnung erfolgen kann, nämlich direkt oder erst mit Verzögerung. Bei einer späteren Belohnung werden Punkte (Striche, Smileys usw.) gesammelt und nach einer vorher (!) vereinbarten Zahl von erreichten Punkten gegen eine Belohnung eingetauscht.

- **Materielle Belohnungen** sind Geld oder Geschenke, die sich Ihr Kind wünscht. In der Regel sollten dies kleinere Dinge sein, z. B. Sammelkarten oder ein Besuch im Schwimmbad. Für größere Belohnungen, z. B. einen Besuch im Kino, bietet sich an, ein Punktesystem zu verabreden.
- **Soziale Belohnungen** sind jegliche Form von besonderer Aufmerksamkeit. Das reicht von einem kleinen beiläufigen Lob bis hin zu einem Spieleabend oder zwei Stunden Zeit nur mit Ihrem Kind allein. Dies kann aber auch die

3 https://www.deutsches-kinderschmerzzentrum.de/ueber-uns/videos/den-schmerz-verstehen/

Erlaubnis sein, am Freitagabend eine Stunde länger aufzubleiben, um einen bestimmten Film sehen zu können.

In jedem Falle sollte die Belohnung einen Wunsch des Kindes oder Jugendlichen erfüllen. Wenn z. B. zehn Smileys zwei Stunden Computerspielen bedeuten, ist das dann so. Pädagogische Diskussionen sollten jedenfalls nicht im Rahmen eines Verstärkerplans geführt werden.

Welche Art der Belohnung für Ihr Kind richtig ist, können Sie am besten beurteilen, denn jedes Kind und jeder Jugendliche ist anders. Zwar neigen gerade etwas ältere Jungen dazu, materielle Belohnungen oder Spielzeiten am Computer vorzuziehen. Doch das gilt bei weitem nicht für alle. Wie schnell die Belohnung erfolgen muss, hängt wiederum von Ihrem Kind ab. Manche Kinder können gut Punkte in einem Belohnungssystem »ansparen« und auf die Belohnung hinarbeiten. Andere Kinder verlieren das Interesse, wenn sie nicht schnell ihre Belohnung erhalten.

Ein Belohnungsplan sollte etwa sechs Wochen lang durchgeführt werden. Das heißt aber auch, dass er irgendwann ein Ende haben muss. Man kann einen solchen Plan plötzlich beenden: Von einem Tag auf den anderen gibt es keinen Plan und keine Belohnung mehr. Man kann einen Belohnungsplan aber auch »ausschleichen« wie ein Medikament. Das bedeutet, dass die nötige Punktezahl für die gleiche Belohnung schrittweise angehoben wird, bis irgendwann kein Plan mehr nötig ist. Für Eltern und Kinder sollte deutlich sein, dass ein Verstärkerplan eine Starthilfe darstellt, nicht mehr (aber natürlich auch nicht weniger).

Einige Eltern lehnen Belohnungen ab, weil sie glauben, dass ihre Kinder dadurch zum Materialismus erzogen werden. Mittlerweile weiß man, dass diese Befürchtung grundsätzlich falsch ist, was viele leider nicht davon abhält, daran zu glauben. Andere befürchten, dass ihre Kinder nur so lange kooperativ sind, wie sie dafür auch belohnt werden. Versuchen Sie das Ganze mit den Augen Ihres Kindes zu sehen. Mit der Aussicht auf eine kleine Belohnung und dem Wissen, dass die Mühen auch von den Eltern anerkannt werden, ist aktive Schmerzbewältigung einfacher. Die Erfahrung zeigt, dass es allen Kindern leichter fällt, ihr Verhalten zu ändern, wenn sie auf die eine oder andere Weise belohnt werden.

Die wissenschaftlich nachgewiesenen Erfolge von Belohnungsplänen sind unumstritten. Ihre Effektivität in Bezug auf eine erwünschte Verhaltensänderung macht sich auch die freie Wirtschaft zunutze, um unser aller Kauf- und Konsumverhalten zu beeinflussen. So vergeben etwa viele Tankstellenketten Punkte, die ab einer bestimmten Anzahl in Prämiengeschenke eingetauscht werden können. Auch viele Handelsketten arbeiten mit Prämienkarten und Treuepunkten. Dies ist nichts anderes als ein Belohnungssystem, um uns zum Einkauf bestimmter Produkte zu bewegen. Für Ihr Kind bedeutet das, dass ein Verstärkerplan es bei seiner aktiven Schmerzbewältigung und damit der Auseinandersetzung mit seiner Angst vor Schmerzen unterstützen soll und kann.

Die Kehrseite eines Belohnungssystems soll jedoch ebenso wenig verschwiegen werden:

- Vereinbarte Belohnungen müssen eingehalten werden.
- Sechs Wochen »Geltungsdauer« (oder mehr) sollten es insgesamt schon sein.
- Schimpfen ist nicht erlaubt. Die Verweigerung eines Punktes ist gegebenenfalls die Konsequenz. Ansonsten würde Ihr Kind doppelt bestraft.
- Falls die vereinbarten Belohnungen auch außerhalb des Verstärkerplans frei verfügbar sind, geht der Anreiz verloren. Der Kinobesuch macht z. B. keinen Sinn als Belohnung, wenn Ihr Kind sowieso ständig ins Kino eingeladen wird. Die Belohnungen sollten also etwas sein, worauf sich Ihr Kind freut. Es muss sich für Ihr Kind »lohnen«, sich anzustrengen.

**Konstantin, 13 Jahre**

Konstantin stellte sich mit seinen Eltern in der Praxis vor – wegen seit fast einem Jahr andauernder Bauchschmerzen (um den Bauchnabel herum) der Stärke drei bis vier (von zehn). Er empfand die Schmerzen als sehr störend, hatte deshalb Konzentrationsschwierigkeiten und fehlte häufiger in der Schule. Seine Eltern waren sehr verzweifelt. Weil eine leichte Laktoseintoleranz festgestellt worden war, sollte K. zudem komplett auf laktosehaltige Nahrungsmittel verzichten. Mehrere Magen- und Darmspiegelungen sowie Blutuntersuchungen erbrachten keine auffälligen Ergebnisse. Trotz der Diät änderte sich an den Schmerzen nichts, wohl aber an der Lebensqualität.

Konstantin war ein sehr guter Schüler, aber bei seinen Mitschülern nicht beliebt, daher wurde er oft gehänselt. Und darum ging er auch nicht gern zur Schule, obwohl ihm der Unterricht Spaß machte. Er hatte einige Freunde, die, wie er auch, online am Computer spielten, was seine Eltern nicht gern sahen. Konstantin erlebte seine Eltern als sehr kontrollierend, und sein Verhältnis zu ihnen war eher gereizt. Jetzt wollten sie auch noch, dass er sich trotz seiner Schmerzen dem Alltag stellen sollte. Die Eltern sahen, dass ihr Sohn immer weniger Freude am Leben hatte, sich zunehmend von ihnen zurückzog und immer mehr in seine Schmerzen »hineinsteigerte«, wie die Eltern es ausdrückten.

Ganz offensichtlich war die Motivation des Jungen zur aktiven Schmerzbewältigung nicht optimal. Es ist bekannt, dass gerade chronische Bauchschmerzen extrem günstig durch eine normale Alltagsgestaltung zu beeinflussen sind, da diese die besten Ablenkungsmöglichkeiten bietet. Die Eltern hatten insbesondere zu Beginn der Symptomatik sehr viel Rücksicht auf die Schmerzen genommen und den Jungen ständig in der Schule entschuldigt. Nun mussten wir den Jungen zur Mitarbeit motivieren. Zum Glück wollte er unbedingt ein bestimmtes Computerspiel spielen, das auch seine Freunde spielen durften. Wir vereinbarten, dass sein Vater das Spiel kaufte und der Junge über den Schulbesuch sowie das Erledigen der Hausaufgaben und häuslichen Pflichten Punkte sammeln konnte. Gegen zehn Punkte konnte er jeweils zwei Stunden Spielen eintauschen. Schweren Herzens stimmten die Eltern zu, was Konstantin sichtlich freute. Zudem vereinbarten wir mit ihm und seinen Eltern, dass nach zwei Wochen Schulbesuch am Stück die laktosefreie Ernährung beendet werden sollte.

Ab jenem Tag fehlte Konstantin kein einziges Mal mehr in der Schule. Ergänzend erlernte er die Muskelentspannung nach Jacobson. Auch wurden einige hilfreiche Tricks im Umgang mit Hänseleien angesprochen. Dem Vater wurde aufgetragen, sich im Rahmen einer abendlichen Reflexion mit seinem Sohn über Erfolg und Misserfolg im Umgang mit Hänseleien zu unterhalten. Falls die Maßnahmen nicht ausreichen sollten, wurde eine weiterführende ambulante Psychotherapie angedacht. Die beschriebenen Maßnahmen ließen die Schmerzen jedoch innerhalb von drei Monaten verschwinden. Konstantin brauchte keine Diät mehr zu beachten, ging wieder regelmäßig zur Schule, und auch das Verhältnis zu seinen Schulkameraden verbesserte sich.

## Schmerzen dürfen nicht zur Ausrede werden

*Wie? Einfach weitermachen???*
Dana, 15 Jahre

Vereinfacht lässt sich folgende Formel aufstellen: Vermeidungsverhalten aufgrund von Schmerzen führt kurzfristig zu weniger Schmerzen, aber langfristig zu mehr Schmerzen. Oder anders ausgedrückt: Etwas nicht zu tun wegen der Schmerzen heißt, die Schmerzen und Probleme langfristig schlimmer zu machen.

Das heißt, wie bereits mehrfach betont, dass Ihr Kind auch mit Schmerzen (Ausnahme: medikamentös unzureichend behandelte Migräneattacke, Schmerzen im Rahmen einer schweren organischen Erkrankung) zur Schule gehen, seine Hausaufgaben erledigen, sich mit anderen verabreden und auch sonst ein Leben führen sollte, als ob es keine Schmerzen hätte.

So weit die Theorie. Nun gibt es zwei Möglichkeiten:

1. Ihnen war das in Bezug auf eine aktive Schmerzbewältigung schon klar. Sie wollten Ihrem Kind aber auch nicht Unrecht tun und wussten im Grunde nicht, wie man mit einem chronisch schmerzkranken Kind umgeht. Das hat Sie bislang in

Ihrer Handlungsfähigkeit eingeschränkt. Nun fühlen Sie sich bestärkt darin, Ihrem Kind bei seiner normalen Alltagsgestaltung mit allen Pflichten und Rechten beizustehen. Prinzipiell sind Sie auch bereit, im schlimmsten Fall Ihr jammerndes oder sich wehrendes Kind zur Schule zu bringen, und haben auch die Zeit und Kraft dazu. Wunderbar.

2. Entweder sind Sie mit dem Gedanken, Ihr Kind auch mit Schmerzen zur Schule zu schicken, prinzipiell nicht einverstanden, oder Sie sehen sich außerstande, dies in Ihrem Alltag auch dann umzusetzen, falls Ihr Kind nicht kooperieren sollte. Aus verschiedensten Gründen fehlt Ihnen die Kraft oder Sie lehnen es ab, sich durchzusetzen. In diesem Fall ist – so hart das klingen mag – das Wohlergehen Ihres Kindes gefährdet. Bitte nehmen Sie schnellstmöglich Kontakt auf mit einer der im Anhang genannten kinderschmerztherapeutischen Einrichtungen. Möglicherweise ist zu Beginn eine stationäre Therapie unumgänglich, um Ihrem Kind zu helfen, sich mit Schmerzen in seinem Alltag wieder zurechtzufinden.

Dem eigenen Kind dabei zu helfen, trotz Schmerzen einen normalen Alltag zu bewältigen, heißt auch, sich selbst zu überwinden. Es ist Ihnen ja nicht egal, wenn Ihr Kind unter Schmerzen leidet. Nehmen Sie sich ein bisschen Zeit und besprechen Sie mit Ihrem Kind die Zusammenhänge. Legen Sie vor allem Wert auf die Unterscheidung, dass ein Rückzugs- oder Vermeidungsverhalten bei einer Krankheit oder Verletzung normalerweise logisch und richtig ist und es Ihrem Kind damit tatsächlich häufig *kurzfristig* besser geht. *Langfristig* wird es jedoch immer mehr die Fähigkeit verlieren, mit dem normalen Alltagsstress umzugehen; selbst Situationen mit geringem Stresspotenzial werden auf Dauer immer schwerer zu bewältigen sein. Die Folge sind häufigere und heftigere Schmerzen sowie ein verstärktes Rückzugs- und Vermeidungsverhalten.

**Julius, 13 Jahre**

Aufgrund stärkster Bauchschmerzen (etwa acht von zehn Punkten) nahezu rund um die Uhr sowie häufiger Übelkeit ging Julius schon seit Wochen nicht mehr zur Schule. Unter den Bauchschmerzen litt er schon seit Jahren, aber nach einem Magen-Darm-Infekt vor drei Monaten ging gar nichts mehr. Die Eltern hatten in der Vergangenheit bereits mehrmals eine umfassende körperliche Abklärung sowohl ambulant als auch stationär ohne fassbares Ergebnis durchführen lassen. Julius hatte bereits mehrere medikamentöse Behandlungen hinter sich, u. a. mit Homöopathika, Akupunktur und mehrfacher Ernährungsumstellung. Auch war versucht worden, stressende Ereignisse von Julius fernzuhalten. Aktive Schmerzbewältigungsstrategien wie z. B. Ablenkung wurden wenig konsequent oder gar nicht angewandt. Ganz offensichtlich waren die Eltern Denkfalle 2 aufgesessen und vermittelten ihrem Kind als Schmerzbewältigungsstrategie: »Ruh dich aus und mach dir nur keinen Stress!«

Mit Julius und seinen Eltern wurde ausführlich der Teufelskreis der Schmerzen sowie die Entstehung chronischer Schmerzen besprochen. Dabei stellte sich heraus, dass Julius durchaus bereit war, einige Ablenkstrategien auszuprobieren. Außerdem fand er die Zusammenhänge logisch, da sie gut das Geschehene sowie die bisherigen unauffälligen Untersuchungsergebnisse erklären konnten. Er gab an, froh zu sein, dass es eine Erklärung für seine Schmerzen gab – auch ohne bösartige Erkrankung. Er hatte eine bösartige Erkrankung befürchtet und deswegen meist ängstlich in seinen Körper »hineingehorcht«.

Wir wiesen Julius und seine Eltern darauf hin, dass Übelkeit häufig Zeichen einer besorgten oder ängstlichen Grundstimmung sowie einer erhöhten Beachtung des eigenen Körpers ist. Zum Beweis demonstrierten wir anhand einer speziellen Atemtechnik (flache, etwas gepresste Atmung, angespannte Bauchmuskeln, leicht gebeugte Körperhaltung), wie schnell sich leichte Übelkeit provozieren lässt. Julius probierte die neue Atemtechnik aus und hörte freiwillig sehr schnell, ein bisschen blass im Gesicht, wieder auf damit. Wir besprachen nun, wie er sich am besten von den Schmerzen ablenken und seinen neuen bunten Gedanken »Es ist nichts Schlimmes und geht bestimmt auch wieder weg!« so einsetzen könne, dass er in der Lage war, in die Schule zu gehen. Falls ihm das Ablenken mal nicht gelingen sollte, wäre das nicht weiter tragisch – Hauptsache, er machte trotzdem weiter und übte täglich.

Zudem wurde die 2-Euro-Regel (Maßnahme 2) eingeführt, und als Ausgleich für die mannigfaltigen Überwindungen wurde ein Belohnungsplan (Maßnahme 7) vereinbart, der ihm die vielen Anstrengungen versüßen sollte. Beim Wiedervorstellungstermin drei Monate später berichteten Julius und seine Eltern, dass er nach einigen anfänglichen Schwierigkeiten wieder zur Schule gehe und sich wieder mehr verabrede. Er könne sich durchaus auch damit besser ablenken, und seine Schmerzen kämen ihm nicht mehr so schlimm vor.

**Anke, 8 Jahre**

Die Mutter berichtete, dass Anke seit der Einschulung vor einem Jahr häufiger während des Unterrichts Kopfschmerzen habe. Seit einigen Wochen würden die Kopfschmerzen auch morgens auftreten. Anke weigere sich dann, zur Schule zu gehen. Die Kinderärztin könne nichts feststellen. Die Mutter glaube aber ohnehin, dass alles psychisch motiviert sei und ihre Tochter mit dem Schulstress nicht klarkomme.

Anke fing an zu weinen, als die Mutter das sagte, und warf ihr vor, dass sie ihr die Schmerzen nicht abnehme. Sichtlich genervt, aber auch von Schuldgefühlen geplagt, versuchte die Mutter, ihre Tochter zu beruhigen: »Das habe ich doch gar nicht so gemeint. Ich weiß doch, dass du die Schmerzen nicht zum Spaß hast.«

Häufig führt Denkfalle 1 dazu, dass sich die Kinder und Jugendlichen nicht verstanden fühlen, da ihnen eine Erklärung für die Zusammenhänge fehlt. Sie verschließen sich dann häufig, und sinnvolle Maßnahmen oder Überlegungen der Eltern sind nur noch schwer oder gar nicht umzusetzen. Augenscheinlich fühlte

Anke sich unverstanden, hilflos und mit ihren Schmerzen allein gelassen.

Erst einmal versicherten wir ihr: »Klar hast du Schmerzen, sonst würdest du ja wohl kaum freiwillig zum Arzt gehen!« Dann stellten wir in den Raum: »Aber du willst doch bestimmt auch wissen, was man gegen die Kopfschmerzen machen kann, oder?« Anke beruhigte sich ein wenig und hörte uns zu. Wir erfuhren, dass Anke manchmal sehr starke Kopfschmerzen hatte, ihr dann helles Licht weh tat, sie sich freiwillig in ihr Zimmer zurückzog und es abdunkelte. Wegen der starken Schmerzen war sie ziemlich verunsichert und hatte Angst, dass diese wiederkommen könnten. Allerdings hatte sie auch bei schwächeren Kopfschmerzen keine andere Idee, als sich hinzulegen.

Wir erklärten Anke und ihrer Mutter die Ursachen und Unterschiede zwischen Migräne ohne Aura sowie Spannungskopfschmerzen. Wir vereinbarten, dass Anke sofort Bescheid sagen müsse, wenn sie glaube, eine Migräne sei im Verzug, und unverzüglich ein Schmerzmedikament einnehme. In Bezug auf Spannungskopfschmerzen beruhigten wir: Diese sind absolut harmlos und normalerweise gut zu bewältigen, indem man sich ablenkt, an etwas Schönes denkt, eine Fantasiereise macht oder etwas malt. In jedem Fall sollte man aber zur Schule gehen und auch seine Hausaufgaben machen. Anke hörte aufmerksam zu und hatte einige gute eigene Ideen (z. B. wollte sie ihr Lieblingsstofftier mit auf den Schulweg nehmen, da es ihr Kraft gebe). Wir verabredeten außerdem, dass sie als Schmerzdetektivin herausfinden müsse, was ihr helfe, indem sie auf einem Schmerzbeobachtungsbogen (siehe S. 151) eintrug, was ihr wie gut geholfen habe. Zudem baten wir Ankes Mutter, uns anzurufen, falls das Medikament bei den seltenen (Migräne-)Schmerzattacken nicht innerhalb einer Dreiviertelstunde helfe. Bei der Wiedervorstellung drei Monate später gab Anke an, nur zweimal das Medikament genommen zu haben. Daraufhin seien innerhalb einer halben Stunde nicht nur die Kopfschmerzen, sondern auch die Licht- und Geräuschempfindlichkeit verschwunden. Danach habe sie normal zur Schule gehen können. Ablenken könne sie sich »sowieso gut«. Sie »brauche uns nun nicht mehr«, da es ihr gut gehe.

Anhand dieser beiden Fallbeispiele sollte deutlich geworden sein, wie man auch mit Schmerzen wieder mehr am Alltag und Leben teilnehmen kann. So wird hoffentlich auch die Durchführung der folgenden Maßnahme nicht allzu schwer fallen.

## Maßnahme 8: Wieder mehr am Alltag und am Leben teilnehmen

*Und wie, bitte schön, soll ich meine Tochter morgens aus dem Bett bekommen, wenn sie sagt, dass sie Schmerzen hat und nicht kann?*
Frau G., 44 Jahre

Besprechen Sie mit Ihrem Kind die kurzfristigen und langfristigen Folgen von Vermeidung und Rückzug aufgrund von Schmerzen. Weisen Sie darauf hin, dass Sie verstehen und nachvollziehen können, dass es einige Anstrengung und Überwindung kostet, auch mit Schmerzen in die Schule zu gehen, Hausaufgaben zu machen und sich zu verabreden. Überlegen Sie gemeinsam mit Ihrem Kind, welche eigenen Ablenkstrategien oder Gedanken bei Schmerzen in solchen Situationen hilfreich sein könnten (siehe auch »Einfache und hilfreiche Techniken der Schmerzbewältigung« ab S. 142).

Wenn Sie als Eltern glauben, dass es Ihr Kind Überwindung und Anstrengung kostet, auch mit Schmerzen die Schule zu besuchen oder die Hausaufgaben zu erledigen, sollten Sie dies ansprechen. Allein der Versuch Ihres Kindes, sich zu überwinden oder sich anzustrengen, verdient Anerkennung! In der Regel lässt sich die Kooperationsbereitschaft Ihres Kindes mit Hilfe eines Belohnungsplans noch steigern. Manche Kinder und Jugendliche möchten so etwas nicht, da sie es aus eigener Kraft schaffen wollen und dafür keinen Anreiz benötigen. Für andere Kinder und Jugendliche wiederum ist solch ein Plan genau das Richtige, da er ihnen beweist, dass ihre Anstrengungen gewürdigt werden. Finden Sie heraus, was für Ihr Kind zutrifft, und reden Sie mit Ihrem Kind darüber.

Manchmal verhindern auch Ein- oder Durchschlafschwierigkeiten, dass Kinder aktiv ihren Alltag gestalten können. Im folgenden Kapitel wird beschrieben, was dann zu tun ist.

## Schmerz und Schlaf

*Tags bin ich so müde, dass ich mich hinlegen muss.*
*Nachts bin ich dann wach.*
Julia, 16 Jahre

Jeder weiß um die Wichtigkeit eines erholsamen Schlafes für einen guten Tag. Bei Kindern und Jugendlichen mit chronischen Schmerzen kann nicht-erholsamer, »schlechter« Schlaf aber nicht nur zu Konzentrationsstörungen am Tag, sondern auch zu mehr Schmerzen führen. Schlafprobleme treten bei Kindern und Jugendlichen mit chronischen Schmerzen sehr häufig auf. So fällt es vielen Kindern und Jugendlichen mit chronischen Schmerzen sehr schwer, in den Schlaf zu kommen oder durchzuschlafen. Sie wachen morgens müde auf und fühlen sich nicht erholt. Aber warum ist das so?

Schlechter Schlaf wirkt sich negativ auf die Schmerzstärke aus. Umgekehrt beeinflusst Schmerz die Schlafqualität negativ, wobei der Einfluss chronischer Schmerzen geringer ist als der akuter Schmerzen. Bei vielen Kindern mit chronischen Schmerzen bestand eine verminderte Schlafqualität wohl schon vor Beginn der Schmerzen. Was genau kann dazu beitragen, dass man schlecht schläft?

Alles, was sich negativ auf die Schmerzen auswirkt, beeinflusst auch den Schlaf nachteilig: Inaktivität, sich nicht mehr verabreden, im Bett liegen bleiben, das Aufschieben von wichtigen Dingen, wenig sportliche Aktivität und zu viel Zeit an Handy, PC, Konsole oder Tablet verstärken den Schmerz und verringern die Schlafqualität. Auch quälende Gedanken oder Erinnerungen, Ängste und Depressionen haben diese Effekte auf Schlaf und Schmerz.

## Maßnahme 9: Endlich wieder schlafen!

*Am Schluss bin ich völlig erschöpft eingeschlafen.*
*Es war zwar anstrengend, aber ich kann jetzt endlich wieder schlafen.*
Julia, 16 Jahre

Viele der oben genannten negativen Einflussfaktoren auf Schlaf und Schmerz können »nicht mal eben so« verändert werden. Dennoch gibt es einige sinnvolle Maßnahmen, welche sich günstig auf die Schlafqualität (und ganz nebenbei auch unterstützend bei der Verringerung der Schmerzen auswirken).

1. Zunächst sollte man sich auch mit chronischen Schmerzen unabhängig vom Gefühl der (psychischen) Erschöpfung ausreichend bewegen und sportlich betätigen. Viele Kinder und Jugendliche mit Schlafstörungen und chronischen Schmerzen berichten von einer ausgeprägten Müdigkeit. Sie geben dieser Müdigkeit dann nach und schlafen während des Tages. Aufgrund der durch die Schmerzerfahrungen verringerten generellen Anstrengung sind sie abends nicht erschöpft und benötigen dann sehr lange, um einzuschlafen. Mittelfristig zeigt sich eine Verschiebung des Schlaf-Wach-Rhythmus. Im klinischen Alltag ist zu beobachten, wie seit Monaten bestehende massive Schlafstörungen sich sehr stark reduzieren, wenn eine verlässliche Tagesstruktur mit anstrengenden körperlichen Aktivitäten geschaffen wird.

2. Das Verringern von Aufschieben (»gleich, morgen«) reduziert erheblich den Alltagsstress und trägt zu einem besseren Schlaf bei. Wenn unangenehme oder anstrengende Aufgaben (wie z. B. Hausaufgaben für die Schule oder Staubsaugen) direkt erledigt und nicht auf den nächsten Tag aufgeschoben werden, muss sich das Gehirn damit nachts nicht beschäftigen. Der Stresspegel bleibt unten und die Kinder schlafen erholsamer und tiefer.
3. Auch das Führen eines abendlichen Gedankentagebuchs kann einen zusätzlich positiven Einfluss auf den Schlaf haben. Die Gedanken »sind dann aus dem Kopf raus« und über das Schreiben entsteht bereits eine gewisse innere Distanz zu den oft »negativen« Gedanken, so dass in vielen Fällen die gefühlte emotionale Belastung bereits beim Schreiben sinkt. Durch die geringere emotionale Belastung ist das Gehirn von dem psychischen Ballast befreit und die Kinder schlafen tiefer und erholsamer.
4. Zu viel Mediengebrauch – vor allem abends – hat einen sehr negativen Effekt auf den Schlaf des Kindes/Jugendlichen. Deswegen sollte unbedingt 2 Stunden vor dem Schlafengehen die Mediennutzung komplett beendet werden. Klare Regeln können dabei sehr hilfreich sein. Viele Jugendliche verwenden so viel Zeit mit ihren Medien, dass sie bereits abhängig sind oder zumindest große Schwierigkeiten haben, auf die Mediennutzung zu verzichten. Im Kapitel »Übermäßiger Medienkonsum und Medienabhängigkeit« (ab S. 122) werden die Folgen von übermäßigem Medienkonsum beschrieben und wie man dann am besten vorgeht.
5. Ebenso wirkt sich das Erlernen von Entspannungstechniken positiv auf den Schlaf aus (im Kapitel »Einfache und hilfreiche Techniken zur Schmerzbewältigung« sind zum Beispiel die Progressive Muskelentspannung sowie die Bauchatmung beschrieben).

6. Folgende Basismaßnahmen sind oft schon hilfreich:
   a. Kein Koffein (Cola, Energy-Drinks) ab dem Nachmittag
   b. Feste Aufsteh- und Schlafenszeiten
   c. Medienzeit mindestens 2 Stunden vor dem Schlafen reduzieren
   d. Kein Handy am/im Bett
   e. Schlafzimmer ruhig, dunkel und kühl halten
   f. Tagsüber körperlich aktiv sein (aber nicht direkt vor dem Schlafen)

Wird vermutet, dass Ängste, Depressionen, traumatische Lebensereignisse oder andere schwerwiegende psychische Probleme den Schlaf negativ beeinflussen, so sollten diese Probleme im Rahmen einer Psychotherapie angegangen werden.

## Doktor(s)hopping

*Wir wollten halt ganz sichergehen!*
Herr B., 45 Jahre

Nicht wenige Kinder und Jugendliche haben vor einer Vorstellung in unserer Ambulanz bereits zahlreiche verschiedene Ärzte, Therapeuten, Krankengymnasten, Physiotherapeuten und andere Spezialisten kennen gelernt. Ein Ziel dieses Buchs ist es jedoch zu verhindern, dass Ihr Kind später einmal zu einem chronisch schmerzkranken Erwachsenen wird. Deshalb möchten wir Ihnen zwei Ergebnisse aus der Schmerzforschung vorstellen:

1. Zum einen wurden viele chronisch schmerzkranke Kinder und Jugendliche über mehrere Jahre immer wieder nach ihren Schmerzen befragt und danach, was sie dagegen unternommen hatten. Auch ihre Eltern wurden einbezogen. Dabei stell-

te sich heraus, dass gerade die Kinder und Jugendlichen, deren Eltern an einen rein organisch bedingten Schmerz glaubten (Denkfalle 2) und infolgedessen mehr Ärzte aufgesucht hatten, besonders selten von einer Verbesserung der Schmerzen oder des psychischen Wohlbefindens berichteten.

2. Zum anderen weiß man mittlerweile, dass viele Arztbesuche und die damit einhergehende unangenehme Diagnostik auf Dauer eher Resignation und Hilflosigkeit beim Patienten fördern und somit eine aktive Schmerzbewältigung effektiv verhindern. Das Kind oder der Jugendliche wird mehr und mehr in der Überzeugung bestärkt, es müsse nur die »richtige« Ursache gefunden werden, dann nehme man eine »Pille« oder »mache es weg«, und dann sei alles »wieder gut«. Selbst bei Kindern und Jugendlichen, die unter einer chronischen Schmerz verursachenden Erkrankung wie z.B. Rheuma, bestimmten Krebsformen oder Sichelzellenanämie leiden, führen diese Gedanken zwangsläufig zu Frustration und sind nicht hilfreich.

**Definition einer Schmerzstörung**

In der Schmerzdiagnostik hat man diesen Erkenntnissen mittlerweile Rechnung getragen. Zum Beispiel steht als Hinweis für das Vorliegen einer »Schmerzstörung« im Diagnosebuch der Ärzte (ICD-10) folgender Text:

Typisch »ist die wiederholte Darbietung körperlicher Symptome in Verbindung mit hartnäckigen Forderungen nach medizinischen Untersuchungen trotz wiederholter negativer Ergebnisse und Versicherung der Ärzte, dass die Symptomatik körperlich nicht begründbar ist. Sind aber irgendwelche körperlichen Symptome [gemeint sind hier Befunde] vorhanden, dann erklären sie nicht die Art und das Ausmaß der Symptome oder das Leiden und die innerliche Beteiligung des Patienten. Auch wenn Beginn und Fortdauer der Symptome eine enge Beziehung zu unangenehmen Lebensereignissen, Schwierigkeiten oder Konflikten aufweisen, widersetzt sich der Patient gewöhnlich den Versuchen, die Möglichkeit einer psychischen Ursache zu diskutieren; sogar bei offensichtlichen depressiven oder Angstsymptomen kann es sich so verhalten. (...) Bei diesen Störungen besteht häufig ein aufmerksamkeitssuchendes Verhalten, besonders bei Patienten, die empfindlich darauf reagieren, dass es ihnen nicht gelungen ist, Ärzte von der grundsätzlich körperlichen Natur ihrer Erkrankung und von der Notwendigkeit weiterer Nachforschungen und Untersuchungen zu überzeugen.«[4]

Leider wird dieser Begriff der Schmerzstörung (manchmal auch fälschlich Somatisierungsstörung genannt) häufig nicht richtig verstanden. Ärzte denken bei dieser Diagnose oft, dass die Schmerzen eben rein psychisch bedingt sind (Denkfalle 1). Nun spielen psychische Faktoren aber immer eine Rolle bei chronischen Schmerzen, sodass die Aussage »Die Schmerzen sind psychisch bedingt« nicht weiterhilft.

Öfter berichten Eltern, dass Ärzte die Schmerzen ihrer Kinder nicht ernst nehmen, keine Erklärung und keine Hilfe anbieten, und sie deswegen den Arzt wechseln. Das ist nachvollziehbar und richtig. Bitte besprechen Sie das aber auch so mit Ihrem Kind. Es soll verstehen, dass Sie durchaus möchten, dass man Ihrem Kind glaubt. Sagen Sie ihm aber auch, dass die Untersuchungen nur dazu da sind, eine Erkrankung auszuschließen. Bei chronischen Schmerzen sind sie jedoch nicht dazu da, eine wie auch immer geartete Ursache zu finden. Das können sie gar nicht.

Eine gründliche ärztliche Untersuchung und Diagnostik ist zu Beginn der Schmerzproblematik und gegebenenfalls auch im Verlauf allerdings absolut notwendig und sollte keinesfalls unterbleiben. Aber ein drittes Mal alle Blutwerte zu untersuchen oder das Kind nach einem halben Jahr erneut röntgen zu lassen, macht absolut keinen Sinn. Bei 95 Prozent aller chronisch schmerzkranken Kinder und Jugendlichen wird auch die hundertste Untersuchung höchstens Zufallsbefunde produzieren – und unnötige Kosten. Außerdem vergeht wertvolle Zeit, in der Ihr Kind unterstützt werden könnte, aktiv etwas gegen seine Schmerzen zu unternehmen.

4 ICD-10, 1993, S. 191.

## Maßnahme 10: Irgendwann ist Schluss

*Okay, der Wink mit dem Zaunpfahl war deutlich!*
Herr B., 45 Jahre

Spätestens nach dem dritten Arztwechsel sollte Schluss sein mit weiteren Untersuchungen (damit sind allerdings nicht Überweisungen durch Ihren Kinderarzt an Spezialisten gemeint). Bei dieser Empfehlung geht es mehr darum, dass manche Eltern häufig den Arzt wechseln, weil der vorige »die Ursache nicht finden konnte«. In den Kapiteln »Spezifische Hinweise bei Kopf-, Bauch- und Rückenschmerzen« und »Alarmzeichen für eine schnelle Abklärung« gehen wir genauer darauf ein, welche Diagnostik sicherheitshalber bei welchen Schmerzen erfolgen sollte. Und dabei belassen Sie es dann bitte auch. Wenden Sie stattdessen einige Maßnahmen oder Tipps aus diesem Buch an. Bei nur geringem Erfolg sollten Sie sich an eine der im Anhang genannten Einrichtungen wenden. Und auch Ihr Kinderarzt ist daran interessiert, Ihrem Kind und Ihnen zu helfen. Häufig wissen Kinderärzte über in Frage kommende Angebote (z. B. ein Entspannungstraining für Kinder) an Ihrem Wohnort oder in der nächsten Stadt Bescheid.

## Wenn der Schmerz zum Familienthema wird: Folgen für die Eltern

*Wenn der Schmerz ein Mensch wäre, säße er sicher mit am Tisch und würde mit im Bett schlafen!*
Frau Z., 40 Jahre

Auch wenn dieses komplexe Thema hier nur gestreift werden kann, möchten wir doch zumindest ein paar Anregungen dazu geben. Wie häufig gibt es Konflikte zwischen den Eltern, weil sie sich nicht einig darin sind, wie mit den Schmerzen umzugehen ist. Jeder wirft dem anderen vor, das Kind nicht richtig zu verstehen. Leidtragende sind letztlich neben den streitenden Eltern immer auch die schmerzkranken Kinder, da sie sich schuldig an den Konflikten fühlen. Da sie aber mit niemandem darüber reden können, bleiben sie mit ihren Gedanken und Schuldgefühlen allein, was sich auf Dauer wiederum schmerzverstärkend auswirkt.

Die Antennen von Kindern für häusliche Stimmungsschwankungen sind tatsächlich unglaublich fein. Es macht also überhaupt keinen Sinn zu glauben, dass Konflikte zwischen Ihnen als Paar keinen Einfluss auf die Gestimmtheit und die Schmerzen Ihres Kindes haben. Und dennoch erleben wir häufig, dass Mutter und Vater oder weitere Bezugspersonen, z. B. Stiefeltern, ganz unterschiedliche Vorstellungen vom Umgang mit den chronischen Schmerzen ihres Kindes haben. Zwei Fallbeispiele sollen demonstrieren, warum es so schwierig ist, eine gute Lösung zu finden, wenn sich die Erwachsenen uneins sind.

**Jerome, 9 Jahre**

Jeromes Vater hatte sich im Internet einiges an Wissen über Schmerzen zusammengesucht und wünschte, je nachdem, was er gerade gelesen hatte, eine spezifischere medizinische Diagnostik oder das Ansetzen eines neuen Medikaments. Für ihn waren Jeromes Schmerzen (mal im Bauch, mal im Kopf, selten auch an anderen Körperstellen) wie bei einem Auto Ausdruck eines Defekts, der gefunden und behoben werden musste. Die Mutter sah, dass ihr Sohn immer noch trauerte, weil seine Großmutter vor einem Jahr gestorben war. Zudem hatte er in den Ferien etwas weniger Schmerzen, woraus sie schloss, dass Schulstress ebenfalls Einfluss auf die Schmerzen hatte.

Der Vater warf der Mutter vor, den Sohn zu »psychologisieren«, die Mutter warf ihrem Mann vor, nicht über Gefühle nachdenken zu wollen. Der Sohn, schon immer eher verschlossen, zog sich noch mehr zurück und redete mit den Eltern gar nicht mehr über seine Gedanken und Gefühle – was die Eltern wiederum als Anlass dafür nahmen, sich gegenseitig vorzuwerfen, mit dem jeweiligen Verhalten dem Kind zu schaden.

Man spürt heraus, dass die Beziehung zwischen den Eltern wohl auch sonst nicht immer harmonisch war und sich beide schon vor der Schmerzproblematik Vorwürfe machten. Das machte die Sache aber leider eher schwieriger: Denn eine für das Kind uneingeschränkt günstige Lösung könnte leicht zur Kränkung eines Elternteils führen.

Im geschilderten Fall wäre die beste Lösung die sofortige Beendigung aller weiteren diagnostischen und medikamentösen Maßnahmen. Leider würde der Vater das aller Voraussicht nach als Kränkung und falsche Vorgehensweise missverstehen und mögliche alternative Lösungen zu Hause nicht unterstützen. Dann stünde das Kind zwischen seinen Eltern – und nichts wäre gewonnen.

**Lisa, 13 Jahre**

Die Mutter von Lisa gab an, sehr besorgt über die Rückenschmerzen ihrer Tochter zu sein. Es seien mittlerweile umfangreiche Untersuchungen durchgeführt worden, man habe einen Schiefstand der Wirbelsäule festgestellt, und die Körperhaltung ihrer Tochter sei nach wie vor »unbefriedigend«. Allerdings habe ihre Tochter nun schon seit über zwei Jahren Rückenschmerzen, und diese seien eher mehr geworden als weniger. Sie wolle unbedingt, dass ihre Tochter wieder anfange, Sport zu treiben. Das habe ihr in der Vergangenheit sehr gut getan. Wegen der Rückenschmerzen sei das aber nicht mehr möglich, vom Schulsport habe man sie auch befreien müssen. Sie selbst treibe regelmäßig Sport, da sie ebenfalls unter Rückenschmerzen leide, und verstehe nicht, warum ihre Tochter die Übungen, die ihr die Physiotherapeutin zeige, zu Hause nur unter Zwang mache. Überhaupt seien es wahrscheinlich die falschen Übungen, sie habe sich »da mal erkundigt«. Sie wollte von uns wissen, was wir »von der ganzen Sache« hielten.

Der meist schweigsame Vater antwortete nur auf direkt an ihn gerichtete Fragen. Er halte sich aus der ganzen Angelegenheit heraus. In einem Nebensatz erwähnte er allerdings, zu Hause zähle seine Meinung in dieser Sache wenig. Daraufhin warf die Mutter ein, er habe ja schließlich keine Rückenschmerzen und könne sich deshalb nicht in die Lage seiner Tochter hineinversetzen. Auf die Nachfrage, was denn genau seine Meinung zu den Rückenschmerzen seiner Tochter sei, antwortete er, er halte die ablehnende Haltung seiner Tochter gegenüber weiteren Übungen und Terminen für ein Zeichen, dass »das nicht der richtige Weg sei«. Lisa äußerte sich während dieses Wortwechsels gar nicht und schaute bedrückt zu Boden.

Und auch hier merkt man sofort: Es geht um wesentlich mehr als um die Schmerzen von Lisa. Da die Thematik »Wie gehen wir als Paar mit den Schmerzen unseres Kindes um?« sehr komplex ist, werden wir uns hier auf eine Beschreibung günstiger Verhaltensweisen beschränken. Am besten, Sie lesen die folgende Maßnahme gemeinsam mit Ihrem Partner durch.

## Maßnahme 11: Drei Schritte für einen gemeinsamen Weg

*Drei vor und zwei zurück.*
*Wenigstens kommen wir weiter!*
Herr G., 50 Jahre

1. **Schritt:** In der Regel haben Ihre Ansicht und die Ihres Partners, wie verschieden sie auch sein mögen, eine Gemeinsamkeit: nämlich die Sorge um Ihr Kind. Das dürfen Sie beide niemals aus den Augen verlieren.
2. **Schritt:** Extreme Haltungen wie »Ist doch nur psychisch« oder »Das hat eine rein körperliche Ursache« sind bei chronischen Schmerzen auf Dauer schädlich. Selbst in der Schmerztherapie bei Krebs oder Rheuma spielt die innere Einstellung oder die Fähigkeit zur Ablenkung von Schmerz eine wichtige Rolle. Nicht selten lernen wir in unserer Ambulanz Kinder und Jugendliche kennen, deren körperliche Ursache ausgeheilt ist, aber

deren Schmerzen letztlich sogar stärker geworden sind, weil der Schmerz gelernt wurde. Bitte versuchen Sie also, einen Kompromiss und somit gemeinsamen Weg zu finden. Respektieren Sie dabei, dass Ihr Partner an Ihrem Kind durchaus Seiten sieht, die Ihnen vielleicht nicht bewusst sind. Zum Beispiel kann ein häufig abwesender Vater durchaus einen klareren Blick für Vermeidungsverhaltensweisen haben, während die stets anwesende Mutter deutlicher das Leiden des Kindes spürt und darauf reagiert. Versuchen Sie daher, die abweichende Position Ihres Partners als Ergänzung zu sehen. Ihr Partner fühlt sich ebenso hilflos wie Sie und versucht nur, aufgrund seiner individuellen Lebenserfahrung das Beste für Ihr Kind zu erreichen.

3. **Schritt:** Überprüfen Sie anhand der in diesem Buch dargestellten Hintergründe zu chronischem Schmerz und seiner Entstehung – möglichst sachlich –, welche Ihrer Einstellungen tatsächlich langfristig zu einem glücklicheren Leben Ihres Kindes beiträgt. Hilfreich dafür mag sein, wenn jeder kurz seine Ideen und Lösungsvorschläge auf einem Blatt notiert und diese mit den hier aufgeführten günstigen und ungünstigen Vorgehensweisen bei chronischen Schmerzen vergleicht. Erstellen Sie anschließend eine Liste mit all Ihren Vorschlägen. Vergeben Sie gemeinsam eine Schulnote für das jeweilige Vorgehen. Die Idee oder der Lösungsvorschlag, der die beste Note erhalten hat, wird ohne Widerrede als Nächstes umgesetzt. Wenn hierdurch keine Verbesserung zu beobachten ist, wird der zweitbeste Vorschlag umgesetzt usw. Gern können Sie auch Ihr Kind in diesen Prozess mit einbeziehen (das bietet sich an, sobald es elf Jahre oder älter ist). Dann legen Sie drei Listen an, und die jeweilige Durchschnittsnote errechnet sich aus jeweils drei Einzelnoten.

Falls diese Maßnahme nicht umzusetzen ist, weil ein Partner sie boykottiert und an seiner Meinung eisern festhält oder die Streitigkeiten nicht besser werden, muss offen darüber nachgedacht werden, ob hier alle Beteiligten im Sinne des Kindes handeln. Eine langfristige Verbesserung der Schmerzproblematik setzt voraus, dass die Eltern gemeinsam an einem Strang ziehen. Dies gilt ausdrücklich auch dann, wenn sie geschieden sind, das Kind aber mit beiden Elternteilen Kontakt hat. Wir erleben zum Glück auch Kinder und Jugendliche, die eine solche Situation gut für sich klären können und einfach nach dem Prinzip »Was mir hilft, ist richtig!« vorgehen. Auch wir tun in den Fällen, bei denen eine elterliche Einigung nicht direkt erreichbar ist, erst einmal nichts anderes, als dem Kind genau diese innere Haltung zu vermitteln.

## Wenn der Schmerz zum Familienthema wird: Folgen für die Geschwister

Andere Probleme ergeben sich für Geschwister, die sich aufgrund der ständigen Aufmerksamkeit, die das Kind mit chronischen Schmerzen erhält, benachteiligt fühlen. In der Regel tolerieren Geschwister dies einige Wochen. Wenn man sich die Zeit nimmt, ihnen die Zusammenhänge zu erklären, kann dieser Zeitraum auch auf einige Monate »gestreckt« werden. Leider wird die Geduld der Geschwisterkinder viel zu selten genügend gewürdigt. Schließlich ist es eine herausragende Leistung für ein Kind oder einen Jugendlichen, freiwillig einen Teil der ihm zustehenden Aufmerksamkeit oder Zuwendung an die Schwester oder den Bruder abzutreten. Außerdem werden Geschwister häufig nicht über den Hintergrund der Schmerzen aufgeklärt und machen sich deswegen manchmal unbegründete Sorgen um ihre Schwester oder ihren Bruder.

Eine Möglichkeit, bestehende Missverständnisse oder Gefühle der Benachteiligung zu schmälern oder erst gar nicht aufkommen zu lassen, ist in der folgenden Maßnahme beschrieben.

## Maßnahme 12: Der Familienrat

*Die blöde Kuh soll mal nicht so tun.*
*Sie ist doch schon Mamas Liebling!*
Karl, 10 Jahre

Bei dieser Maßnahme sollten alle Familienmitglieder anwesend sein. Kurz erklären die Eltern den Geschwistern, dass das betroffene Kind die Schmerzen ja »nicht zum Spaß« hat oder um jemanden zu ärgern, sondern dass die Schmerzen einfach da sind. Glücklicherweise konnten die Ärzte aber feststellen, dass keine böse Erkrankung vorliegt. Die Schwester oder der Bruder leidet also an einer Schmerzerkrankung. Das kann z. B. heißen, dass sie oder er eine Zeit lang starke Schmerzen hat und sich deswegen sehr hilflos fühlt und Angst bekommt, die Schmerzen könnten für immer bleiben oder noch stärker werden. Zum Glück aber kann man etwas gegen die Schmerzerkrankung tun, z. B. gar nicht mehr über die Schmerzen reden oder lernen, sich von den Schmerzen abzulenken. Dafür aber brauchen alle viel Kraft, auch die Eltern. Deshalb kann es gut sein, dass die Geschwister befürchten, nicht mehr genügend beachtet zu werden, obwohl sie vielleicht auch Probleme haben und die Unterstützung der Eltern benötigen.

Fragen Sie ruhig ganz offen und freundlich, ob das der Fall ist und wenn ja, wie lange das schon so ist, und ob das Geschwisterkind eine Situation beschreiben kann, in der dieses Gefühl stärker war als sonst. Wenn Kinder und Jugendliche in einer solchen Sache über ihre Gefühle reden, können Sie sich auf die Schulter klopfen. Dann sollten Sie sich freuen, dass Ihr Kind genügend Vertrauen in Sie hat, um seine Gefühle preiszugeben.

Mögliche Lösungsvorschläge sollten im Vordergrund der Diskussion stehen. Das Kind, das Schmerzen hat, sollte in jedem Fall ebenfalls zu Wort kommen. Manche Kinder und Jugendliche finden es ungerecht, wenn ihnen ihre Geschwister mehr oder weniger direkt vorwerfen, ihnen Mutter oder Vater wegzunehmen. Lassen Sie Ihr Kind das auch ruhig aussprechen. Wiederholen Sie dann noch einmal für alle, dass eine Schmerzerkrankung nichts ist, was sich die Schwester oder der Bruder herbeigewünscht hat. Unserer Erfahrung nach haben die schmerzkranken Kinder übrigens viel Verständnis für ihre benachteiligten Geschwister. Viele beschreiben von sich aus, dass sie das Gefühl hätten, aufgrund ihrer Schmerzen in der Familie vorgezogen zu werden.

Ziel der Diskussion ist es, möglichst konkret zu erfahren, womit die Geschwisterkinder Probleme haben. Wünschen sie sich mal eine Stunde allein mit einem Elternteil oder wollen sie mehr miteinbezogen werden und auch mal mit zum Arzt fahren? Oder finden sie es doof, dass die Schwester oder der Bruder zu häufig getröstet wird oder mehr Geschenke bekommt oder sie selbst mehr Aufgaben übernehmen müssen? Dies wäre eine günstige Gelegenheit, um zu überprüfen, ob in diesen Klagen nicht ein Körnchen Wahrheit liegt. Solche Äußerungen sind in den meisten Fällen nämlich ein Hinweis darauf, dass die Eltern ihr Verhalten oder Verhaltensweisen ändern müssen. Manchmal beziehen sich diese Vorwürfe aber auch auf Omas, Opas oder andere Bezugspersonen. Dies muss dann offen mit den Betroffenen diskutiert werden.

Nachdem jedes Familienmitglied einen oder mehrere Lösungsvorschläge gemacht hat, wird einer gemeinsam ausgesucht. Schließlich wird noch ein Folgetermin festgesetzt, an dem gemeinsam besprochen wird, ob der Lösungsvorschlag auch zufriedenstellend umgesetzt wurde.

# Medikamente gegen chronische Schmerzen

*Tja, und irgendwann waren die Schmerzen so stark,*
*da habe ich halt jeden Tag Medikamente genommen.*
*Hat dann zwar auch nicht gegen die Schmerzen geholfen,*
*aber wenigstens habe ich irgendwas gemacht.*
Gülcan, 13 Jahre

Dieses Kapitel widmet sich dem Thema Schmerzmedikamente. Auf Basis der aktuellen wissenschaftlichen Forschungslage wird dargestellt, bei welchen Schmerzerkrankungen die Einnahme von Schmerzmedikamenten ratsam ist und wann davon abgeraten wird. In jedem Fall bleibt Ihr wichtigster Ansprechpartner Ihr Kinderarzt.

## Wann sind Schmerzmedikamente sinnvoll?

### Nicht-Opioide

Schmerzmedikamente sind sinnvoll und notwendig bei akuten Schmerzen im Rahmen einer Entzündung (z. B. Mittelohrentzündung) oder nach Operationen. Hier werden besonders die so genannten »schwachen« Schmerzmittel oder Nicht-Opioide eingesetzt wie etwa Paracetamol (Handelsname z. B. Benuron®), Ibuprofen (Handelsname z. B. Nurofen®) oder Metamizol (Handelsname z. B. Novalgin®). Diese Mittel sind oft sehr wirksam und keineswegs schwach. Schließlich bringen sie die Schmerzen (vorübergehend) zum Abklingen und senken Fieber; Ibuprofen bekämpft darüber hinaus auch direkt die Entzündung. Diese Schmerzmittel stehen als Säfte, Tabletten, Tropfen und Zäpfchen zur Verfügung. Im Allgemeinen werden sie sehr gut vertragen und haben selten Nebenwirkungen, wenn sie nicht über eine längere Zeit täglich oder in einer zu großen Menge eingenommen werden. Bitte halten sie sich genau an die Anleitung Ihres Kinderarztes.

**Migräneattacken**

Auch Migräneattacken sollten unbedingt mit Schmerzmitteln behandelt werden. Als sehr erfolgreich haben sich hier Ibuprofen oder die so genannten Triptane erwiesen. Triptane wie Sumatriptan (Imigran®) sind als Nasenspray für Kinder zugelassen und extrem wirksam. Bei einzelnen Kindern helfen auch Paracetamol, Metamizol oder in Ausnahmefällen bei Jugendlichen über zwölf Jahre Acetylsalicylsäure (Aspirin®). Diese Schmerzmittel sollten möglichst zu Beginn einer Migräneattacke eingenommen werden, um die Attacke schnell zu beenden. So verpasst das betroffene Kind wenig vom normalen Leben wie den Schulbesuch und hat das Gefühl, die Situation im Griff zu haben.

Die Nicht-Opioide dürfen nicht über die empfohlene Höchstdosierung hinaus verabreicht werden, weil es dann zu mehr Nebenwirkungen, aber nicht zu einer stärker schmerzhemmenden Wirkung kommt. Ein Beispiel hierfür: Paracetamol ist bei Gabe der üblichen Tagesmenge gut verträglich, kann aber bei einer Überdosierung zu Leberschäden führen.

## Opioide

Selten werden starke Schmerzmittel oder Opioide (z. B. Morphin) bei Kindern eingesetzt, die chronische Schmerzen haben. Diese Kinder leiden an Schmerzen, weil sie »Löcher« in den Knochen, eine blasenbildende Hautkrankheit (Epidermolysis bullosa) oder schwere Entzündungen haben. Hier helfen Opioide, wenn auch nicht ganz so gut wie bei Krebserkrankungen. Die betroffenen Kinder können die Opioide lange Zeit einnehmen,

**Schmerzhemmer oder Suchtmittel?**

In Situationen, die mit großem Stress verbunden sind, empfinden wir weniger Schmerzen. Jeder von uns hat schon einmal im Fernsehen gesehen, dass Fußballspieler nach rüden Fouls offenbar schmerzfrei weiterspielen oder Boxer die Schläge des Gegners kaum zu spüren scheinen. Dafür verantwortlich sind unter anderem Botenstoffe des Gehirns, die Endorphine. Diese körpereigenen Schmerzmittel werden in Stresssituationen freigesetzt und dämpfen das Schmerzempfinden. Synthetische Opioide sind als Schmerzmittel den körpereigenen Endorphinen sehr ähnlich und wirken an den gleichen Körperstellen wie die körpereigenen Endorphine – nur stärker und steuerbar. Das am häufigsten bei Kindern eingesetzte starke Schmerzmittel ist Morphin. Morphin ist ein Bestandteil von Opium, welches aus dem getrockneten Milchsaft von Mohn hergestellt wird. Alle Schmerzmittel, die so ähnlich wirken wie das aus Opium gewonnene Morphin, heißen Opioide.

Wenn Opioide richtig dosiert zur Schmerzbehandlung eingesetzt werden, erleben die Kinder kein Glücksgefühl und entwickeln somit auch nicht das Verlangen, dieses Glücksgefühl durch (unnötige) weitere Opioidgaben wiederherzustellen. Bei einer sachgerecht durchgeführten Schmerztherapie tritt nie eine psychische Abhängigkeit auf. Nach einer kurzen Behandlungsphase gewöhnt sich der Körper vielmehr an die Opioide, sodass bestimmte Nebenwirkungen, beispielsweise Übelkeit, abnehmen. Die körperliche Gewöhnung an Opioide bedeutet allerdings auch, dass man die Opioide nicht einfach von heute auf morgen wieder absetzen kann. Wenn die Schmerzursache beseitigt ist, verringert man allmählich die tägliche Opioidmenge, bis die Opioide ganz weggelassen werden können. So wird verhindert, dass Entzugssymptome wie Durchfall und Zittrigkeit auftreten.

Gewöhnung und Entzugssymptome bedeuten also nicht, dass eine Sucht besteht. Vielmehr kennt man diese Erscheinungen auch von vielen anderen Medikamenten, u. a. von Blutdruck senkenden Mitteln. Der Organismus von Kindern mit einer klaren Schmerzursache kann auf das Schmerzmittel auch gut wieder verzichten, wenn die Schmerzursache beseitigt wurde.

ohne befürchten zu müssen, dass ihr Körper Schaden nimmt. Opioide schädigen den Körper auch bei jahrelanger Anwendung kaum. Die störendste Nebenwirkung ist die Verstopfung.

Opioide wirken anders als Nicht-Opioide. Sie hemmen die Schmerzweiterleitung in den Nerven, und sie beeinflussen die Schmerzverarbeitung im Gehirn. Manchmal kann es sogar günstig sein, Nicht-Opioide und Opioide zu kombinieren.

Leider erhalten immer mehr Kinder mit chronischen Schmerzen ohne klare Schmerzursache Opioide. Sie haben regelmäßig trotz Opioidtherapie starke Schmerzen, möchten die Opioide aber nicht absetzen, aus Angst vor noch größeren Schmerzen oder weil sie süchtig sind. Für diese Kinder bieten wir am Deutschen Kinderschmerzzentrum eine spezielle stationäre Schmerzbehandlung an, während der die Opioidmenge langsam verringert und dann das Opioid ganz abgesetzt wird. Übrigens sollte jeder Kinderarzt vor Beginn einer Opioidtherapie bei Kindern, die keine ganz klare und eindeutige Schmerzursache haben, immer Kontakt mit Kinderschmerzexperten aufnehmen.

## Mittel gegen neuropathische Schmerzen

Spezielle Nervenschmerzen (neuropathische Schmerzen) können nach einer Nervenverletzung entstehen. Meistens sind sie einschießend, schneidend, kribbelnd oder durch andere Missempfindungen begleitet und häufig allein mit Opioiden nicht ausreichend zu behandeln.

Hier helfen Medikamente weiter, die ursprünglich für die Behandlung von Krampfanfällen (z.B. Timonil®, Neurotin®) oder Depressionen (z.B. Saroten®) entwickelt wurden. Beide Medikamentengruppen stärken die Nervenwand und führen so zu einer Abnahme der Nervenschmerzen. Die Verordnung dieser zusätzlichen »Schmerzmittel« erfolgt also hier nicht zur Behandlung einer Depression oder eines Anfallsleidens.

## Wenn Schmerzmedikamente Schmerzen verursachen

Wenn Nicht-Opioide wie Paracetamol und Ibuprofen, aber auch klassische Migränemittel wie die Triptane (z. B. Imigran Nasenspray®) regelmäßig außerhalb der Migräneattacken bei Spannungskopfschmerzen eingenommen werden, können sie zu Dauerkopfschmerz oder einem Attackenschmerz führen, der die Migräne »nachahmt«.

Werden Opioide wie Morphin über eine längere Zeit eingenommen, ohne dass eine klare Schmerzursache vorliegt, so können diese starken Schmerzmittel Schmerzen verursachen sowie das Hormon- und Abwehrsystem des Körpers schädigen. Sehr hellhörig sollten Sie werden, wenn keine klare Schmerzursache vorliegt oder die Schmerzursache beseitigt werden konnte und trotzdem die Opioid-Dosis immer weiter gesteigert werden muss, ohne dass eine Schmerzarmut zu erzielen ist. Das könnte ein Hinweis auf eine Medikamentenabhängigkeit sein. Spätestens dann sollten Sie Rat bei einem Kinderschmerzexperten suchen.

# Spezifische Hinweise bei Kopf-, Bauch- und Rückenschmerzen

*Manchmal habe ich ganz starke Kopfschmerzen.*
*Dann muss ich auch brechen.*
Michael, 7 Jahre

Bisher haben wir dargestellt, was in der Behandlung chronischer Schmerzen wichtig ist, und zwar unabhängig vom Schmerzort. Sowohl die Forschung als auch unsere Erfahrung zeigt, dass es bei der Behandlung chronischer Schmerzen, egal an welchem Ort im Körper, vor allem auf den Umgang mit den Schmerzen ankommt. Entstehungsursache und Schmerzort sind eher nebensächlich, da chronische Schmerzen auf eine generelle Sensibilisierung auf einer oder mehrerer Ebenen des Schmerznetzwerkes zurückzuführen sind.

Sicherlich haben Sie schon an dem einen oder anderen Fallbeispiel gemerkt, dass bisweilen dennoch auf einige Besonderheiten bei Kopf-, Bauch- oder Rückenschmerzen zu achten ist. Dieses Kapitel soll Sie über diese Besonderheiten informieren.

## Kopfschmerzen

*Das ist, als ob dir jemand mit einem Messer in den Kopf sticht!*
Lisa, 9 Jahre

Etwa 15 bis 20 Prozent aller Kinder und Jugendlichen geben an, mindestens einmal pro Woche unter Kopfschmerzen zu leiden – also jedes siebte Kind! Dabei gibt es weit über 100 verschiedene Kopfschmerzarten, wenn man die Richtlinien der Internationalen Kopfschmerzgesellschaft zugrunde legt. Übergreifend werden Kopfschmerzen eingeteilt in so genannte primäre Kopfschmerzen (der Kopfschmerz ist nicht Ausdruck einer organischen Erkrankung) und sekundäre Kopfschmerzen (der Kopfschmerz ist Ausdruck einer zugrunde liegenden Erkrankung im Gehirn).

Natürlich wünscht man jedem Kind oder Jugendlichen, dass seine Kopfschmerzen keine sekundären Kopfschmerzen sind. Zum Glück ist das auch in nahezu allen Fällen so. Im Kindes- und Jugendalter sind Kopfschmerzen meistens primäre Kopfschmerzen. Dazu zählen (in der Reihenfolge ihrer Häufigkeit): Spannungskopfschmerzen, Migräne mit und ohne Aura, Kombinationskopfschmerz (Migräne und Spannungskopfschmerzen) und chronische Kopfschmerzen im Rahmen einer Schmerzerkrankung oder im Rahmen eines Schmerzmittelmissbrauchs. Andere, allerdings äußerst seltene primäre Kopfschmerzformen im Kindes- und Jugendalter sind die Trigeminusneuralgie, Clusterkopfschmerzen oder das SUNCT-Syndrom. Sie gehören hinsichtlich der notwendigen Untersuchungen und Therapie in die Hände eines Spezialisten (siehe Anhang).

## Das sollte abgeklärt werden

*Und dann war ich in so einer komischen Röhre, die war ganz laut!*
Julia, 8 Jahre

Um einen sekundären Kopfschmerz ausschließen zu können, sollte eine gründliche körperliche Untersuchung durch den Kinderarzt erfolgt sein. In den allermeisten Fällen reicht dies aus. Falls sich im Laufe der Zeit die Kopfschmerzen plötzlich verändern und Ihr Kind über einen neuen, sich anders anfühlenden Kopfschmerz berichtet, kann es nach Rücksprache mit Ihrem Kinderarzt auch sein, dass weitere diagnostische Verfahren zum Einsatz kommen oder Untersuchungen wiederholt werden sollten.

In der Regel wird Ihr Kinderarzt eine Kernspintomografie (Untersuchung des Gehirns ohne schädliche Röntgenstrahlung) empfehlen, wenn

- die körperliche Untersuchung noch Fragen offen lässt,
- gleichzeitig zerebrale Krampfanfälle vorliegen,
- die Kopfschmerzen sich massiv verändert haben in ihrer Stärke, Häufigkeit oder Charakteristik,
- die Kopfschmerzen fast nur morgens auftreten,
- Übelkeit und/oder Erbrechen beim Erwachen besteht,
- Übelkeit zwischen den Kopfschmerzattacken auftritt,
- nächtliche Kopfschmerzen im Vordergrund stehen
- oder andere zusätzliche Krankheitszeichen (z. B. Wesensveränderungen) auftreten, die auf eine andere neurologische Erkrankung hinweisen.

## Migräne

*Dann ist mir übel und ich mache alles ganz dunkel!*
Lisa, 9 Jahre

Anders als bis vor einigen Jahren immer wieder behauptet, gibt es, wie bereits oben angeführt, sehr wohl die Migräne im Kindes- und Jugendalter. Allein in Deutschland sind schätzungsweise knapp 400 000 Kinder und Jugendliche zwischen 2 und 18 Jahren betroffen. Auch sehr kleine Kinder zeigen also schon migräne-typische Symptome und können mit einer normalen medikamentösen Attackentherapie gut behandelt werden.

Eine Migräne ist in der Regel eine schwere Kopfschmerzattacke, die häufig mit anderen Symptomen wie z. B. Übelkeit bis hin zu Erbrechen, Lärm- und Lichtempfindlichkeit, verstärkten Schmerzen bei Bewegung, aber auch Sehstörungen einhergehen kann. Die folgende Tabelle zeigt die typischen Symptome von Migräne und Spannungskopfschmerz im Kindes- und Jugendalter.

Typische Krankheitszeichen von Spannungskopfschmerz und Migräne im Kindes- und Jugendalter.

| | **Spannungs-kopfschmerzen** | **Migräne** |
|---|---|---|
| Häufige Krankheitszeichen und üblicher Verlauf | Kopfschmerzdauer 30 Minuten bis 7 Tage<br>leichte bis mittelstarke Schmerzen<br>beidseitige Schmerzlokalisation<br>drückender oder beengender Schmerzcharakter<br>keine Verschlechterung der Schmerzen bei körperlicher Aktivität<br>keine Übelkeit oder Erbrechen, aber manchmal Appetitlosigkeit<br>leichte Geräuschempfindlichkeit oder Lichtscheu, aber nicht beides gleichzeitig und nicht ausgeprägt | Kopfschmerzdauer 1 bis 72 Stunden<br>mittelstarke bis starke Schmerzen<br>einseitige Schmerzlokalisation<br>pulsierender Schmerzcharakter<br>Verschlechterung der Schmerzen bei körperlicher Aktivität<br>Übelkeit oder Erbrechen<br>Geräuschempfindlichkeit und Lichtscheu |
| Seltene Krankheitszeichen oder unüblicher Verlauf | Nackenschmerzen<br>Zähneknirschen<br>Schwindel | Aura (schlechtes Sehen; Blitze; Einschränkung des Bereichs-, in dem man scharf sieht; Lähmungen etc.) vor der Migräneattacke<br>häufiges Gähnen, Heißhunger, extreme Müdigkeit vor einer Attacke<br>beidseitige Schmerzlokalisation<br>drückender oder bohrender Schmerz<br>sehr kurze Schmerzattacken<br>Geruchsstörungen<br>Bauchschmerzen<br>Reiseübelkeit auch in Phasen ohne Migräneattacken<br>Nackenschmerzen<br>schmerzhafte Empfindlichkeit der Haut<br>Schwindel<br>Blässe |

Mittlerweile ist die Migräne deutlich besser erforscht als früher. Man weiß also schon eine ganze Menge darüber, was währenddessen im Kopf passiert und die Schmerzen verursacht. Das vielleicht Wichtigste vorweg: Dabei nimmt nichts im Kopf Schaden, es ist nur sehr schmerzhaft. Die einzige Gefahr, die bei einer Migräne besteht, ist die, sie nicht richtig und nicht gleich zu Beginn einer Attacke mit einem Schmerzmedikament zu behandeln. Mit der Zeit steigt die Wahrscheinlichkeit, dass die Schmerzen, gepaart mit der Angst vor der nächsten starken Attacke, zuneh-

**Was ist Migräne?**

Die Neigung, eine Migräneattacke zu erleiden, ist vererbt, wie etwa die Augenfarbe, die Körpergröße oder eine Begabung für Mathematik. Vererbt wird ein »Migränegenerator«, ein Bereich im Gehirn, dessen Zellen anscheinend sehr empfindlich auf Stress reagieren. Unter Stress ist hier psychischer Stress zu verstehen, aber auch ein Wetterwechsel, ungewohnt langer Schlaf oder bestimmte Nahrungsmittel. Diese »Stressoren« verursachen zwar keine Migräne – die Veranlagung hierzu muss wie erwähnt ererbt sein –, können aber Migräneattacken auslösen. Veranlasst durch die Migräneattackenauslöser, aber auch ganz zufällig in mehr oder minder regelmäßigen Abständen, entlädt sich der Migränegenerator wie eine kurzgeschlossene Batterie.

Der Migränegenerator ist mit vielen anderen Bereichen im Gehirn vernetzt. Über diese Vernetzungen und die Veränderung der Botenstoffe im Gehirn werden die Gehirnzellen, die Blutgefäßweite und deren Empfindlichkeit für Reize verändert, sodass selbst das Pumpen des Blutes durch die Blutgefäße als schmerzhaft erlebt wird (»pulsierende« Schmerzen). Die Vernetzung mit dem Brechzentrum ist für die Übelkeit verantwortlich. Wie in einem überfüllten Zelt, in dem in einer Ecke ein Krawall ausbricht, der sich über das ganze Zelt ausdehnt und für Unruhe sorgt, ist es auch in unserem Gehirn bei einer Migräneattacke. Daher sind die betroffenen Kinder während der Attacke verändert, müde oder aufgedreht und haben unter Umständen noch andere Probleme (Lichtscheu, Geräuschempfindlichkeit, Lähmungen etc.).

mend gelernt werden und sich ein Schmerzgedächtnis ausbildet. Dauerschmerzen sind dann die Folge (siehe hierzu auch »Chronischer täglicher Kopfschmerz«, S. 101).

Die möglichst frühzeitige Einnahme eines Schmerzmedikaments in der richtigen Dosierung zu Beginn einer Migräneattacke ist sehr wichtig. Die Migräneattacke verursacht eine Art Wirbelsturm im Gehirn, der kaum aufzuhalten ist, wenn er losgebrochen ist – zumal während der Migräneattacke Schmerzmedikamente schlecht über den Darm aufgenommen werden. Wenn aber ein Migränemittel (am häufigsten Ibuprofen) rechtzeitig eingenommen wird – am Anfang einer Migräneattacke –, dann hat es ausreichend Zeit, vom Körper aufgenommen und über das Blut ins Gehirn transportiert zu werden. Mit etwas Glück kann es dort die Migräneattacke schnell beenden, noch bevor sie ihr volles Ausmaß erreicht hat.

Dies lindert einerseits das Leid durch die eine Migräneattacke, führt aber andererseits auch dazu, dass das Kind das Gefühl entwickelt, seine Migräneattacken im Griff zu haben. Dieses Gefühl der Kontrolle über die Migräne sorgt für weniger Angst vor der nächsten Attacke, weniger Stress und letztendlich weniger Migräneattacken. Auf ein ganzes Jahr gesehen, spart das Kind durch eine rasche, rechtzeitige Einnahme Medikamente ein, weil es sie insgesamt nicht so häufig einnehmen muss. Gleichzeitig verpasst es durch die rechzeitige Gabe weniger Schulstunden, was wiederum zu weniger Stress und weniger Migräneattacken führt.

In der Vergangenheit wurde immer wieder behauptet, dass sich eine bestimmte Ernährungsform günstig oder ungünstig auf die Migräne auswirkt. Jüngste Studien konnten diesen Zusammenhang nicht bestätigen. Ganz selten kommen zu uns Kinder und Jugendliche, die angeben, ausnahmslos nach dem Verzehr z. B. bestimmter Nüsse oder einer bestimmten Schokolade innerhalb kurzer Zeit starke Kopfschmerzen bekommen. Das wissen diese Kinder in der Regel aber schon lange und verzichten deshalb freiwillig auf diese Lebensmittel. Eine Ernährungsumstellung ist also nicht erforderlich. Aber natürlich ist eine gesunde und ausgewogene Ernährung für betroffene – wie auch für alle anderen – Kinder zu empfehlen.

Weiterführende Informationen kann man unter www.meine-kopfsache.com finden. Dort ist auch der Unterschied zu Spannungskopfschmerzen verständlich erläutert. Zudem ist auf der Homepage ein Film über die Hintergründe und die Behandlung der Migräne verlinkt (https://www.meine-kopfsache.com/migraene/#Migräne%20Startseite).

## Spannungskopfschmerz

*Vor allem in der Schule sind die Kopfschmerzen ätzend!*
Marian, 13 Jahre

Anders als bei Erwachsenen lassen sich Migräne und Spannungskopfschmerzen im Kindes- und Jugendalter häufig nicht gut voneinander unterscheiden. Dies hat wahrscheinlich damit zu tun, dass das Gehirn sich noch entwickelt. Allein in Deutschland sind schätzungsweise knapp 15 bis 20 Prozent aller Kinder und Jugendlichen zwischen 4 und 18 Jahren von Spannungskopfschmerzen betroffen. Wie auch Migräne können schon kleine Kinder Spannungskopfschmerzen haben. Doch im Gegensatz zur Migräne sollten Spannungskopfschmerzen, entgegen mancher anders lautender Empfehlung, auf keinen Fall medikamentös behandelt werden: Eine häufige Medikamenteneinnahme bei Spannungskopfschmerzen birgt die Gefahr, dass zusätzlich ein Kopfschmerz entsteht (der so genannte medikamenteninduzierte Kopfschmerz). Abgesehen davon sind gerade Spannungskopfschmerzen extrem gut mit Hilfe relativ einfacher Verhaltensmaßnahmen zu beeinflussen.

Spannungskopfschmerzen gehören zu den am besten beeinflussbaren Schmerzen überhaupt und sind absolut harmlos. Es handelt sich dabei in der Regel um leichte bis mittelschwere

Kopfschmerzen, die eher drückend sind und beidseitig auftreten (weitere Symptome siehe Tabelle auf S. 97). Häufig entstehen sie kurz vor, während oder nach einer psychischen Belastung (z. B. Konzentration in der Schule, aber auch Langeweile), bei Bewegungsmangel oder körperlichen Fehlhaltungen (z. B. stundenlanges Sitzen am Computer). Dabei ist das »Schmerztor« zu weit geöffnet (siehe auch »Teufelskreis Schmerz«, S. 21). Grob gesagt liegt dabei im Gehirn eine Fehlregulation von Botenstoffen vor, die zur Folge hat, dass wir »zu viele« Schmerzen wahrnehmen. Bewegung sowie frische Luft führen hier relativ rasch zu Linderung.

Weiterführende Informationen kann man ebenfalls unter www.meine-kopfsache.com finden. Dort ist auch der Unterschied zu Migräne verständlich erläutert. Zudem ist auf der Homepage ein Film über die Hintergründe und die Behandlung von Spannungskopfschmerzen verlinkt (https://www.meine-kopfsache.com/spannungskopfschmerz/#sk-start).

## Chronischer täglicher Kopfschmerz

*Alle Medikamente absetzen?*
*Aber dann hat er ja noch stärkere Kopfschmerzen!*
Frau F., 39 Jahre

Die meisten chronischen täglichen Kopfschmerzen entstehen aus einem Spannungskopfschmerz heraus oder ihnen geht eine schlecht behandelte Migräne voraus.

Die biologischen Hintergründe für die Entstehung solcher dauerhafter Kopfschmerzen sind mittlerweile sehr gut erforscht. Die bereits erwähnte Fehlregulation von Botenstoffen im Gehirn ist bei chronischen täglichen Kopfschmerzen zu einem Dauerzustand geworden. Zusätzlich führen Hilflosigkeit, Angst vor Schmerzen sowie Vermeidungs- und Schonverhalten dazu, dass der Schmerz sich auch im Schmerznetzwerk zunehmend »einbrennt«. Häufig spielen auch ein Schmerzmittelfehlgebrauch (mehr als zehn Schmerzmitteleinnahmen pro Monat) oder eine unzureichend behandelte Migräne eine Rolle:

1. Nicht selten verbergen sich hinter dauerhaften oder täglich auftretenden Kopfschmerzen in Wahrheit Kopfschmerzen, die die Folge einer Einnahme von zu vielen Schmerzmedikamenten sind. Die Gefahr, zu schnell zur Tablette zu greifen, ist bei Kopfschmerzen generell sehr hoch. Falls Ihr Kind über einen längeren Zeitraum an mehr als zehn Tagen im Monat wegen seiner Kopfschmerzen ein Schmerzmittel eingenommen hat, handelt es sich wahrscheinlich um diese Form eines chronischen Kopfschmerzes. Dann hilft nur ein kontrollierter Schmerzmittelentzug. Wenn Sie vermuten, dass Schmerzmittel bei der Entstehung oder Aufrechterhaltung der chronischen Kopfschmerzen eine Rolle spielen, sollten Sie sich mit Ihrem Kinderarzt in Verbindung setzen oder eines der spezialisierten Zentren (siehe Anhang) aufsuchen. Mit den spezialisierten Schmerztherapeuten können Sie und Ihr Kind beraten, ob zusätzlich eine psychologische Schmerztherapie (z. B. eine Schmerz- oder Entspannungsgruppe) sinnvoll ist.
2. Auch eine über lange Zeit unzureichend oder gar nicht behandelte Migräne kann dazu führen, dass Ihr Kind ständig unter Kopfschmerzen leidet. Grund hierfür ist die schleichende Schmerzsensibilisierung, zu der es bei einer unzureichenden Behandlung der Migräne kommen kann. Die Kinder haben Angst vor der nächsten Attacke und schon bei leichten Kopfschmerzen Sorge, dass es »jetzt wieder losgeht«. Manche Kinder beginnen, aus diesem Grund Verabredungen oder Aktivitäten zu vermeiden, da sie diese schon häufiger wegen der Kopfschmerzen wieder absagen mussten. Eltern, Verwandte und Freunde fragen oft nach oder zeigen kein Verständnis und stempeln das Kind als Simulanten ab. Dies führt dazu, dass die Schmerzen häufig erinnert und zunehmend gelernt werden. In einem solchen Fall sollten Sie ebenfalls in Absprache mit dem betreuenden Arzt einen Spezialisten aufsuchen.

Es kann im Kindes- und Jugendalter nämlich außerordentlich kompliziert sein, frühe Migränesymptome von »normalen« Kopfschmerzen zu unterscheiden. Und ohne eine ausreichende Behandlung einer etwaigen Migräne werden die Dauerschmerzen auch mit der besten psychologischen Schmerztherapie nicht deutlich schwächer werden. Das Gehirn wird ja jedes Mal durch die starken Schmerzen während einer Migräneattacke wieder an die Schmerzen »erinnert«.

**Zusammenfassung**

Kopfschmerzen bedürfen einer medizinischen Abklärung, sind meist harmlos und generell gut beeinflussbar. Eine genaue Beobachtung mit Hilfe eines Schmerztagebuchs (S. 151) mit der Frage, ob eventuell zusätzlich eine Migräne vorliegt, ist wichtig. Zusätzlich zu psychologischen schmerztherapeutischen Maßnahmen ist bei der Migräne eine medikamentöse Attackentherapie wichtig. Eine gute Attackentherapie der Migräne führt meist dazu, dass Migräneattacken mit der Zeit seltener werden. Ein Zusammenhang zwischen einer bestimmten Ernährungsform und Kopfschmerzen konnte nicht bestätigt werden, was sich auch mit unseren Erfahrungen deckt. Insgesamt hängen Kopfschmerzen sehr eng mit psychischen oder sozialen Faktoren zusammen.

## Maßnahme 13: Was tun bei chronischen Kopfschmerzen?

Ablenkung, Bewegung, die Konzentration auf schöne Dinge oder Erinnerungen oder den Gedanken, dass der Schmerz bald weggehen wird, Entspannung – die Liste möglicher Schmerzbewältigungsstrategien bei Spannungskopfschmerzen ist lang. Klären Sie Ihr Kind über die grundsätzlich gutartige Natur von Spannungskopfschmerzen auf und gehen Sie zusammen mit Ihrem Kind das Kapitel über Kopfschmerzen durch (oder noch besser: lassen Sie es selbst lesen!). Danach wählen Sie zusammen mit Ihrem Kind mindestens eine der im Kapitel »Einfache und hilfreiche Techniken der Schmerzbewältigung« (ab S. 142) beschriebenen Strategien aus, die fortan am besten täglich geübt wird.

Möglicherweise ist auch ein Belohnungsplan eine gute Motivationshilfe. Zusätzlich sollten Sie Ihr Kind dazu anregen, an einem Schmerzbewältigungskurs teilzunehmen: Ein Kurs gibt Ihrem Kind mehr Hilfestellung bei der Umsetzung der hilfreichen Strategien und Übungen. Es hat sich zudem als hilfreich erwiesen, wenn z. B. in einem Tagebuch die kleinen Erfolge protokolliert werden. Wir lassen viele Kinder und Jugendliche einen »Veränderungsbogen« führen. Darin halten die Kinder fest, ob und inwiefern bestimmte Techniken oder Ablenkungen gegen Kopfschmerzen geholfen haben. Aufgeschrieben werden darf darüber hinaus auch alles andere, das mit den Schmerzen in Zusammenhang steht.

## Bauchschmerzen

*Sie glauben also nicht, dass es*
*mit der Ernährung zusammenhängt?*
Herr T., 37 Jahre

Ähnlich wie bei den Kopfschmerzen gibt es eine Vielzahl möglicher Ursachen, die chronischen Bauchschmerzen zugrunde liegen können. Zum Glück ist auch bei chronischen Bauchschmerzen in den allermeisten Fällen keine organische Erkrankung zu ermitteln. Und trotzdem sind sie real da. Häufige Formen chronischer Bauchschmerzen sind z. B. funktionelle Bauchschmerzen oder das Reizdarm-Syndrom.

### Das sollte abgeklärt werden

In jedem Fall sollte eine ausführliche körperliche Untersuchung durch einen gastroenterologisch (den Magen-Darm-Trakt betreffend) erfahrenen Kinderarzt erfolgen. Dieser kann in der Regel schnell feststellen, ob die beschriebenen Symptome harmlos oder ob noch weitere medizinische Untersuchungen vonnöten sind. Hierzu werden bestimmte Alarmzeichen gezielt erfragt bzw. bei der Befunderhebung überprüft. Zum Umfang der Untersuchung gehört aber auch grundsätzlich die Darstellung und Begutachtung der körperlichen Entwicklung anhand von Entwicklungskurven.

**Alarmzeichen für das Vorliegen einer organischen Erkrankung**

1. **Schmerzcharakter**
   - Der Schmerz tritt punktförmig nur an einer bestimmten Stelle oder weit entfernt vom Bauchnabel auf.
   - Der Schmerz zieht in andere Bereiche des Körpers.
   - Der Schmerz tritt nachts auf.
   - Der Schmerz tritt zuverlässig und vorhersagbar innerhalb einer halben bis drei viertel Stunde nach der Einnahme bestimmter Speisen auf.
2. **Begleitsymptome**
   - Fieber
   - Erbrechen
   - vermehrter Durchfall, blutiger oder schleimiger Stuhl
   - Wachstumsstopp oder Gewichtsverlust
   - Veränderungen an Haut, Schleimhäuten, Gelenken
3. **Familiengeschichte**
   In der Familie sind schon Erkrankungen wie Magengeschwüre, Leberentzündung, chronische Darmentzündungen oder familiäres Mittelmeerfieber aufgetreten.

In den allermeisten Fällen harmlos sind Schmerzen, die um den Bauchnabel herum auftreten. Diese rühren in der Regel vom Darm her und sind häufig auf eine Überempfindlichkeit der Darmmuskulatur infolge von Stress oder psychischen Gestimmtheiten zurückzuführen. Man kennt das selbst: »Schmetterlinge« hat jeder mal »im Bauch«, und »Liebe geht durch den Magen«, aber man macht sich – im übertragenen Sinne – auch durchaus »vor Angst in die Hose«. Diese und andere Redewendungen beschreiben, zu welchen körperlichen Veränderungen im Darm und Magen es bei bestimmten Gefühlen kommen kann. Und wer kennt nicht das flaue Gefühl im Magen vor Prüfungen oder schwierigen Situationen?

**Wie ist das mit dem »Bauchgefühl«?**

Sowohl Darm als auch Magen sind Muskeln. Der Magen hat die Aufgabe, durch Bewegung und mit Hilfe der Magensäure das Essen so zu zerkleinern, dass es durch den Darm passt. Dieser ist ein sehr langer schlauchförmiger Muskel, der – stark zusammengefaltet – unter der Bauchdecke den Raum um unseren Bauchnabel herum einnimmt und mit dem After endet. Grob gesagt werden alle Muskeln unseres Körpers, also auch Magen und Darm, durch Hormone, die bei allen Arten von Stress entstehen, beeinflusst. Vor allem der Darm kann dann mit vermehrten Muskelbewegungen reagieren. Schmerzhaft ist vor allem eine Dehnung der Darmmuskulatur (z. B. Bauchschmerzen bei Verstopfung). So ist es relativ einfach zu erklären, warum z. B. viele ängstliche Kinder und Jugendliche schon bei dem Gedanken an die Trennung von einer nahe stehenden Person oder auch an eine Klassenarbeit verstärkt Bauchschmerzen entwickeln.

Solche Bauchschmerzen sind also keinesfalls Einbildung oder Beweis dafür, dass die Kinder oder Jugendlichen den Schmerz vortäuschen. Richtig ist vielmehr, dass Bauchschmerzen in diesem Zusammenhang eine normale körperliche Reaktion auf unsere seelische Befindlichkeit darstellen. Beim Reizdarm-Syndrom z. B. ist dieser Zusammenhang sogar so eng, dass neben den krampfartigen Bauchschmerzen noch Durchfall hinzukommen kann. Es wäre in einem solchen Fall geradezu fatal, dem Kind oder Jugendlichen die Auseinandersetzung mit der Angst zu ersparen. Wenn Schmerzen dazu führen, dass die dahinter stehenden, befürchteten Situationen vermieden werden, indem z. B. die Mutter zu Hause bleibt und nicht weggeht oder das Kind die Klassenarbeit nicht mitschreiben muss, werden die Ängste verstärkt und somit gelernt. Unser Gehirn erinnert sich dann zukünftig bei Angst auslösenden Situationen immer schneller an diesen Mechanismus, sodass auch die Bauchschmerzen schneller und stärker wahrgenommen werden. Das geschieht völlig automatisch und ist den Kindern und Jugendlichen in den meisten Fällen gar nicht bewusst.

Ebenfalls wichtig ist es, die Häufigkeit und Dauer der Bauchschmerzen zu ermitteln. Wie bei allen Schmerzen empfiehlt es sich auch hier, über einen Zeitraum von mindestens vier Wochen einen Schmerzbeobachtungsbogen von Ihrem Kind führen zu lassen (siehe Anhang). Prinzipiell gelten also dieselben Empfehlungen wie für alle anderen chronischen Schmerzen auch.

## Der Einfluss der Ernährung

Gerade bei Bauchschmerzen gibt es eine nahezu unüberschaubare Anzahl an Ernährungsempfehlungen. Dies steht im Gegensatz zur wissenschaftlichen Forschung, die nur für einige Kinder und Jugendliche mit eher ernährungsabhängigen oder verstopfungsbedingten Bauchschmerzen in einer ballaststoffreichen Kost einen gewissen schmerztherapeutischen Effekt feststellen kann. Zudem empfiehlt sich eine ballaststoffreiche Kost ebenso auch für alle anderen Kinder, Jugendlichen und Erwachsenen und sollte keine spezielle Diät sein.

Auf keinen Fall sollten Sie plötzlich auf eigene Faust alle Milchprodukte weglassen oder Ihrem Kind eine andere Schonkost verordnen. Eine z. B. laktosefreie Ernährung (d. h. Verzicht auf alle Produkte, die Milchzucker enthalten) ist häufig eine erhebliche zusätzliche psychische Belastung für Ihr Kind und ist nur im Falle einer erheblichen Laktoseintoleranz von Nutzen. Sehr viele Menschen haben eine leichte Laktoseintoleranz, ohne es jemals zu bemerken oder Bauchschmerzen zu haben. Von Nachteil bei fast allen Ernährungsempfehlungen ist, dass das Kind darauf achten muss, welche Nahrungsmittel tatsächlich einen Einfluss auf die Schmerzproblematik haben. Das bedeutet, dass die Kinder und Jugendlichen sich noch mehr auf die Schmerzen konzentrieren und eine Schmerzsensibilisierung die Folge sein kann.

Wenn Sie bei Ihrem Kind verstopfungsbedingte oder ernährungsabhängige Bauchschmerzen vermuten, kann Ihnen die Aufstellung auf S. 109 einen Anhaltspunkt für eher günstige und eher ungünstige Lebensmittel bieten. Unabhängig davon, ob Ihr Kind hinsichtlich seiner Bauchschmerzen davon profitiert oder nicht, ist eine gesündere Ernährung generell sinnvoll und der Entwicklung Ihres Kindes förderlich. Sollte Ihr Kind unter einer ballaststoffreichen Ernährung über weniger Bauchschmerzen klagen, machen Sie doch einmal den Gegenversuch und lassen Sie es Schokolade oder andere Süßigkeiten essen. Stellen sich innerhalb kurzer Zeit vermehrt Bauchschmerzen ein, wird es wohl selbst einsehen, dass sich eine Einschränkung des Süßigkeitenverzehrs empfiehlt.

**Nur keine Diät!**

In Bezug auf die verschiedenen Ernährungsempfehlungen vermag wissenschaftlich gesehen einzig und allein eine erhöhte Ballaststoffzufuhr die Bauchschmerzen etwas zu bessern. Dieser Effekt ist allerdings nicht erheblich und liegt darin begründet, dass Ballaststoffe einer Verstopfung entgegenwirken und viele Bauchschmerzen durch eine Dehnung des Darms (wie z. B. bei leichter Verstopfung) entstehen.

Alle anderen Arten einer speziellen Ernährung hatten keinen Einfluss auf die Bauchschmerzen. Im Folgenden sind einige generelle Ernährungsempfehlungen des Instituts für Kinderernährung in Dortmund für eine ballaststoffreiche Kost zusammengestellt. Es handelt sich dabei allerdings nicht um eine Diät oder spezielle Ernährung für Kinder mit Bauchschmerzen. Sie müssen sich auch nicht sklavisch an diese Liste halten. Bei ausreichender Trinkmenge und ballaststoffhaltiger Kost ist eine Verbotsliste bestimmter Nahrungsmittel komplett überflüssig.

**Empfehlungen im Rahmen einer ballaststoffreichen Kost**

| | |
|---|---|
| **Brot** | Roggenschrotbrot, Weizenschrotbrot, Roggenknäckebrot, Roggentoastbrot, Roggenvollkornbrötchen, Schrotbrötchen u. a. |
| **Obst** | Ballaststoffreiches Obst, z. B. Äpfel, Birnen, Apfelsinen, Johannisbeeren, Pflaumen, Erdbeeren, Apfelmus. Bananen können hingegen stopfend wirken. |
| **Trockenobst** | Backpflaumen mit viel Flüssigkeit, Aprikosen, Feigen, Datteln. |
| **Gemüse** | Grobe Gemüsesorten wie z. B. Kohlgemüse und Hülsenfrüchte haben einen hohen Ballaststoffgehalt. Sie können allerdings zu starken Blähungen führen, was eine Dehnung des Darms und somit leichte Bauchschmerzen zur Folge haben kann. Diese Schmerzen sind aber nur vorübergehend. Uneingeschränkt geeignet sind Blumenkohl, Möhren, Spinat, Kartoffeln, Kohlrabi, Broccoli, Rote Beete, Radieschen, Rettich, Spargel, Feldsalat. |
| **Getränke** | Mineralwasser, mit Wasser verdünnte Obstsäfte, Gemüsesäfte, Früchtetees, evtl. Buttermilch oder Kefir. Die Flüssigkeitszufuhr sollte mindestens 1,5 bis 2 Liter pro Tag betragen. |
| **Müsli** | Fertigmischungen möglichst ohne Zuckerzusatz. Den Müslimischungen aus verschiedenen Getreideflocken (Hafer-, Weizen-, Hirseflocken) kann man je nach Geschmack und Bedarf frisches Obst, Nüsse, Rosinen, Sonnenblumenkerne, Sesam u. a. hinzufügen. Viele Kinder und Jugendliche wollen ihr Müsli nur mit Zucker essen. Dies ist grundsätzlich kein Problem, es kommt nur auf die Menge an. |

Nach Möglichkeit sollte eine derartige Ernährungsumstellung für die ganze Familie gelten, sodass Ihr Kind nicht zuschauen muss, wie alle anderen die »verbotenen« Lebensmittel schlemmen. Auch sollte jede wie auch immer geartete spezielle Ernährung nur auf Empfehlung eines gastroenterologisch erfahrenen Kinderarztes erfolgen, zumal wir ja gesehen haben, dass sie nur in den wenigen Fällen einer schweren Lebensmittelallergie oder Intoleranz gegenüber bestimmten Inhaltsstoffen Sinn macht. Es wäre Unsinn, langfristig die Ernährung umzustellen, wenn ein Zusammenhang mit den Bauchschmerzen nicht zweifelsfrei bewiesen ist.

Übrigens: Bei den meisten Kindern und Jugendlichen, die unsere Schmerzstation wegen chronischer Bauchschmerzen aufsuchen, führt die Wiedereinführung einer normalen ballaststoffreichen Mischkost, bei der auch Süßigkeiten erlaubt sind, nicht zu einer Verschlechterung der Bauchschmerzen. Meist ist sogar eine Verbesserung dank vermehrter Lebensfreude zu beobachten. Abgesehen davon reduzieren vor allem verhaltensbezogene und psychologische Maßnahmen viel effektiver die Bauchschmerzen als rein ernährungsbezogene Maßnahmen.

## Das Reizdarm-Syndrom (Colon irritabile)

Das Reizdarm-Syndrom (Colon irritabile oder »nervöser Darm«) ist eine Sonderform der chronischen Bauchschmerzen im Kindes- und Jugendalter. Typische Beschwerden sind:

- Schmerzen im Bauchbereich, die bezüglich Stärke und Schmerzort wechseln,
- Stuhlunregelmäßigkeiten, wie häufiger Durchfall oder Verstopfung,
- übermäßige Blähungen,
- Völlegefühl nach den Mahlzeiten (bei normaler Essensmenge),
- Nahrungsmittelunverträglichkeiten (z. B. auf säurehaltige oder scharfe Speisen),
- aufgeblähter Magen.

Wie bei allen Schmerzerkrankungen gibt es auch beim Reizdarm-Syndrom einen engen Zusammenhang mit psychischen

Faktoren. Rein biologisch betrachtet reagiert der Darm bei Menschen mit einem Reizdarm empfindlicher auf biologische Vorgänge, die bei Stress, Nervosität, Sorgen und Ängsten im Körper ablaufen (z. B. Hormonkreisläufe, die Einfluss auf das Nervensystem des Darms haben). Diese komplexen biopsychosozialen Zusammenhänge sind mittlerweile wissenschaftlich gut erforscht. Zum Beispiel weiß man, dass sowohl Kinder und Jugendliche als auch Erwachsene, die unter einem Reizdarm leiden, von Entspannungsverfahren in Kombination mit kurzzeitpsychotherapeutischen Maßnahmen sehr gut profitieren.

**Lasse, 16 Jahre**

Lasse kam nach einer mehrjährigen Odyssee durch diverse Arztpraxen und nach vielfältigen Experimenten mit Diäten, Abführmitteln und Medikamenten zu uns. Er war ein groß gewachsener, muskulöser und intelligenter Junge, der zudem sehr gut Fußball spielte. Aufgrund seiner guten schulischen Leistungen war ihm zudem ein Ausbildungsplatz sicher. Sein größtes Problem war, dass er nach einer Phase von Durchfällen zunehmend den Stuhl anhielt aus Angst, dass in Schule oder Freizeit etwas »in die Hose gehen« könnte.

Den Durchfällen waren meist krampfartige Bauchschmerzen und diesen wiederum Darmgeräusche und ein geblähter Bauch vorausgegangen. Nach den Durchfällen wurden die Schmerzen meist besser. Im Laufe der Zeit konnte Lasse seinen Körper so gut beobachten, dass selbst kleinste Darmbewegungen für ihn spürbar wurden. Aus Angst vor den Schmerzen sowie den nachfolgenden Durchfällen blieb er dann meist zu Hause. Lasse war eher perfektionistisch und neigte zur Schwarzmalerei, sodass er vor sozialen (z. B. einem Fußballturnier) oder schulischen Prüfungssituationen (z. B. einer Klassenarbeit) nervös und angespannt war. Lasse und seine Eltern steckten zudem in Denkfalle 2 fest.

Zuerst lernten Lasse und seine Eltern den Teufelskreis der Schmerzen kennen. Im Laufe der Therapie stellte sich zudem heraus, dass die Darmproblematik bei sozialen oder leistungsbezogenen Anforderungen auch auf Station verlässlich auslösbar war. Somit gelang es relativ einfach, Lasse mit Hilfe einer Entspannungstechnik, anderen hilfreicheren Gedanken sowie Ablenkungsstrategien bei der Schmerzbewältigung zu unterstützen. Nach und nach gelang es ihm immer besser, selbst bei anspruchsvollen Aufgaben (z. B. dem freien Vortrag vor Publikum) mit Hilfe der erlernten Techniken seine Darmproblematik in den Griff zu bekommen. »Nebenbei« wurde er gelassener im Umgang mit seinen Schmerzen und Darmproblemen. Innerhalb von drei Monaten nach dem stationären Aufenthalt waren die krampfartigen Schmerzen nahezu verschwunden und traten nur noch vor psychisch sehr stressreichen Situationen auf.

**Zusammenfassung**

Bauchschmerzen bedürfen einer medizinischen Abklärung, sind meist harmlos und generell gut beeinflussbar. Zusätzlich zu psychologischen schmerztherapeutischen Maßnahmen hat sich eine ballaststoffhaltige Ernährung als hilfreich erwiesen. Eher hinderlich sind spezielle Diäten. Insgesamt ist der Zusammenhang von Bauchschmerzen mit psychischen und sozialen Faktoren sehr eng.

## Maßnahme 14: Was tun bei Bauchschmerzen?

Selbst starke und dauerhafte Bauchschmerzen sind ebenso harmlos wie Kopfschmerzen ohne krankhafte organische Ursache. Dennoch können die richtige Atemtechnik (siehe »Bauchatmung«, S. 167) sowie eine ballaststoffreiche Ernährung hilfreich sein. Ablenkung, Bewegung, die Konzentration auf schöne Erinnerungen oder den Gedanken, dass der Schmerz bald weggehen wird, Entspannung tun das Ihre dazu. Die Liste möglicher Schmerzbewältigungsstrategien ist unerschöpflich.

1. Klären Sie Ihr Kind über die prinzipielle Gutartigkeit der Schmerzen auf. Sie können zusammen mit Ihrem Kind

die Abschnitte über Bauchschmerzen und über Bauchatmung lesen (oder lassen Sie es selbst lesen). Danach suchen Sie sich gemeinsam im Kapitel »Einfache und hilfreiche Techniken der Schmerzbewältigung« (ab S. 142) eine Entspannungsübung oder Ablenkungstechnik sowie einige hilfreiche bunte Gedanken aus, die fortan am besten täglich geübt werden.
2. Lassen Sie zudem Ihr Kind ein Bild malen, in dem es selbst oder eine Fantasiefigur die Schmerzen des Kindes erfolgreich bekämpft (»Schmerzfighter«).

Falls das nicht ausreicht, müssen Sie wahrscheinlich längere Fahrten in Kauf nehmen. In Deutschland werden nur an wenigen Orten spezielle Schmerzbewältigungskurse für Kinder und Jugendliche mit Bauchschmerzen angeboten. Nicht selten sind auch bereits einige wenige Gesprächstermine mit Fachleuten in spezialisierten Einrichtungen hilfreich (siehe Anhang).

Weiterführende Informationen kann man unter www.meine-bauchstelle.com finden. Dort ist auch der Unterschied zwischen verschiedenen Formen von Bauchschmerzen verständlich erläutert. Zudem ist auf der Homepage ein Film über die Hintergründe und die Behandlung von funktionellen Bauchschmerzen verlinkt.

## Rückenschmerzen

*Man hat uns gesagt, dass unsere Tochter zwei Blockaden in der Wirbelsäule hat. Also ist da doch was Organisches. Das muss doch erst behandelt werden!*
Herr W., 45 Jahre

Rückenschmerzen sind nicht ganz so häufig im Kindes- und Jugendalter wie Kopf- oder Bauchschmerzen. Dennoch sind ca.

sechs Prozent der Kinder und Jugendlichen davon in solchem Maße betroffen, dass sie wegen der Schmerzen einen Arzt aufsuchen.

Wie bei den Kopf- und Bauchschmerzen auch gilt es zuerst, einige körperliche Erkrankungen (z. B. kindliches Rheuma) auszuschließen. Aber täuschen Sie sich nicht. Die medizinische Diagnostik dient eigentlich nur dazu, zu überprüfen, ob neben aktiven Schmerzbewältigungsmaßnahmen auch eine medikamentöse Schmerztherapie eingeleitet werden muss. Dies ist wichtig, falls die Gelenke entzündet (Rheuma) oder Nerven gereizt sind (neuropathische Schmerzen).

## Mögliche Ursachen

Bedeutende biologische Risikofaktoren für Rückenschmerzen sind:

- schnelles Wachstum,
- Verletzungen,
- eine Seitenungleichheit des Oberkörpers,
- extreme Körpergröße,
- Leistungssport,
- das Tragen einer Schultasche, deren Gewicht mehr als zehn Prozent des Körpergewichts beträgt,
- Unterlassen von Sport.

In weniger als zehn Prozent aller Fälle sind andere Ursachen für die Rückenschmerzen verantwortlich.

Wenn trotz Physiotherapie, die Rückenmuskulatur aufbauender Sportarten oder Sportkarenz (bei Jugendlichen, die exzessiv Sport treiben) die Beschwerden über mehr als vier bis sechs Wochen anhalten oder sich verstärken, ist es erforderlich, eine organische Ursache auszuschließen. Dazu müssen in aller Regel weitere medizinische Maßnahmen eingeleitet werden, beispielsweise Röntgen, Skelettszintigrafie oder Kernspintomografie der

| Organische Ursachen chronischer Rückenschmerzen | |
|---|---|
| **Krankheiten in der Rückenregion** | **Krankheiten außerhalb der Rückenregion** |
| Bandscheibenvorfälle<br>Gleitwirbel<br>Morbus Scheuermann<br>Knochentumore (gutartig/bösartig)<br>Entzündungen<br>aneurysmatische Knochenzysten<br>nichtentzündliche Nekrosen<br>funktionelle »Blockaden« der Wirbelgelenke<br>Osteoporose<br>Unfälle (z. B. Knochenbrüche)<br>Rheuma | Erkrankungen der inneren Organe<br>Blutkrebs |

betroffenen Wirbelsäulenregion sowie Blutuntersuchungen (vor allem Blutbild und Entzündungsparameter).

Aber selbst wenn sich ein Befund aus den medizinischen Untersuchungen ergibt, muss dies nicht die alleinige Ursache für die Schmerzen sein. Per Kernspintomografie wurden auch schmerzfreie Kinder untersucht: Bei 25 Prozent von ihnen fanden sich degenerative Veränderungen (in der Gruppe der Kinder mit Rückenschmerzen sind es nur unwesentlich mehr). Aber auch bei den schmerzfreien Kindern wurden Bandscheibenvorwölbungen sowie Veränderungen der Ober- und Unterplatten der Wirbelkörper beschrieben.

Die wichtigsten organischen Auslöser von Rückenschmerzen sind:

- **Bandscheibenvorfälle** im eigentlichen Sinne mit Verlagerung des inneren Bandscheibenkerns in den Spinalkanal und Einengung von Nerven oder Nervenbahnen sind bei Kindern selten. Wenn sich ein echter Bandscheibenvorfall zeigt, sollte die mikrochirurgische Bandscheibenoperation nur in Ausnahmefällen vorgenommen werden – dann nämlich, wenn die

Schmerzen oder Fehlhaltungen auch bei gut durchgeführter Krankengymnastik länger als drei Monate anhalten.

- **Gleitwirbel** finden sich bei etwa fünf Prozent der Bevölkerung. Hochgradiges Wirbelgleiten mit immer auf die gleiche Weise auslösbaren Schmerzen tritt gehäuft bei Jugendlichen auf, die exzessiv Kunstturnen oder Speerwerfen betreiben. Die Therapie ist hier Sportpause und eine muskelaufbauende Krankengymnastik.
- **Morbus Scheuermann** ist eine im Jugendalter auftretende Wachstumsstörung der Wirbelgrund- und Deckplatten vornehmlich der Brust-, seltener der Lendenwirbelsäule. Radiologisch finden sich so genannte Schmorl-Knötchen. Auffällig ist die Buckelbildung der Brustwirbelsäule. Dreißig Prozent der betroffenen Jugendlichen klagen über Rückenschmerzen. Morbus Scheuermann im Lendenwirbelbereich führt häufiger zu Beschwerden. Behandlungsmöglichkeiten bestehen auch hier in Krankengymnastik und Haltungsschulung sowie regelmäßigem Schwimmen. Operationen sind nur selten nötig.
- **Gutartige Tumoren oder tumorähnliche Veränderungen sowie bösartige Tumoren** können bei Kindern und Jugendlichen ebenfalls zu Rückenschmerzen führen. Hier finden sich immer Befunde in der Bildgebung (Röntgen, Computertomografie, Kernspintomografie).

Prinzipiell sind bei Rückenschmerzen, vielleicht sogar noch mehr als bei den anderen Schmerzarten, aktive Schmerzbewältigungsmaßnahmen extrem wichtig. Die biopsychosozialen Zusammenhänge bei Schmerzen im Rückenbereich sind mittlerweile wissenschaftlich schon relativ gut erforscht. Wie bei Kopf- und Bauchschmerzen gibt es auch bei Rückenschmerzen häufig einen Zusammenhang mit psychischen Faktoren. Zudem spielen passive und damit vermeidende Schmerzbewältigungsstrategien bei der Schmerzaufrechterhaltung und -verstärkung eine große Rolle.

Man geht mittlerweile davon aus, dass ein wechselseitiger Prozess aus Angst vor Schmerz, Schonverhalten, psychischen Lernprozessen und biologischen Veränderungen schließlich zu einem »Invalidenlebensstil« führt, der von der Familie und Gesellschaft akzeptiert und somit aufrechterhalten wird. Dann kommt es, wie bereits gesehen, zu Veränderungen in der Schmerzweiterleitung (Schmerzsensibilisierung) im Rückenmark und im Gehirn bis hin zur Ausprägung eines regelrechten Schmerzgedächtnisses. Bei chronischen Rückenschmerzen sind nur aktive Trainingsprogramme sowie multimodale Programme (d. h., dass mehrere Berufsgruppen aus dem Bereich Medizin und Psychologie vertreten sind) als wirksam belegt. Unterstützend können im Einzelfall auch bestimmte Schmerzmedikamente (z. B. Ibuprofen) hilfreich sein.

**Zurück zum Alltag**

Alle therapeutischen Maßnahmen haben als erstes Ziel die Wiederherstellung eines normalen Alltags. Dies bedeutet normalen Schulbesuch einschließlich der Teilnahme am Sportunterricht und die Teilnahme an sozialen Aktivitäten durch die Übernahme altersentsprechender Pflichten. Erst an zweiter Stelle steht die Linderung der Schmerzen. Nur in dieser Reihenfolge ist bei chronischen Rückenschmerzen eine Verbesserung der Symptomatik zu erwarten.

Selbst bei Kindern mit Rheuma (einer entzündlichen Erkrankung der Gelenke) ist ungefähr die Hälfte der subjektiv empfundenen stärksten Schmerzen auf psychosoziale Faktoren zurückzuführen. Umgekehrt geben von Kindern und Jugendlichen mit Rheuma und gleicher medikamentöser Therapie diejenigen Betroffenen die stärksten Schmerzen an, die Angst vor Schmerzen haben oder mehr belastende Lebensereignisse hatten.

Als prinzipiell hilfreich hat sich hier eine Kombination mehrerer Maßnahmen erwiesen. Zum einen sollte eine körperorientierte Therapie wie z. B. Krankengymnastik oder ein durch Fachkräfte angeleitetes Rückenmuskelaufbautraining angestrebt werden. Zum anderen sollten dringend die im nächsten Abschnitt dargestellten Empfehlungen umgesetzt werden. Jede noch so gute Therapie wird kläglich scheitern, wenn man sich im Alltag aus Angst vor Schmerzen schont oder schmerzende Bewegungen vermeidet. Wie bereits mehrfach ausgeführt, führt die Angst vor Schmerzen auf Dauer fast sicher dazu, dass ein Schmerzgedächtnis ausgebildet wird sowie andere belastende Erinnerungen aktiviert werden. Und Ängste sind nun mal dadurch am besten zu umgehen, indem man sich ihnen stellt.

Alle aktuellen Forschungsergebnisse sind auch in der aktuellen Leitlinie zur Diagnostik und Behandlung von chronischen Rückenschmerzen im Kindes- und Jugendalter zusammengefasst (Deutsche Gesellschaft für Kinder- und Jugendmedizin e.V. (2021). S3-Leitlinie Rückenschmerz bei Kindern und Jugendlichen. https://register.awmf.org/de/leitlinien/detail/027-070).

## Maßnahme 15: Was tun bei Rückenschmerzen?

*Erst soll der Schmerz weggehen.*
*Dann mache ich auch wieder alles.*
Lara, 13 Jahre

Laras Ausspruch weist auf das grundlegende Problem in der Therapie chronischer Rückenschmerzen sowohl im Erwachsenen- als auch Kindes- und Jugendalter hin. Da bestimmte Bewegungen oder körperliche Anstrengung Schmerzen verursachen, werden diese – bewusst oder unbewusst – vermieden. Gerade bei Rückenschmerzen reduzieren Kinder und Jugendliche besonders schnell ihre sozialen Aktivitäten. Die damit einhergehenden möglichen Schon- und Fehlhaltungen sowie muskulären Abbauprozesse verstärken jedoch die Schmerzproblematik. Insofern ist diese Maßnahme schnell zu erklären.

Im Zusammenspiel mit einer körperorientierten Therapie wird das Kind oder der Jugendliche schrittweise wieder an den Alltag herangeführt. Je nach Indikation wird der Orthopäde möglicherweise auch andere unterstützende Maßnahmen einleiten: So haben sich Therapien wie z. B. Akupunktur bei Rückenschmerzen im Kindes- und Jugendalter häufiger als hilfreich erwiesen. Unabhängig vom schmerzlindernden Erfolg dieser Maßnahmen ist eine alltagsbezogene *aktive* Schmerzbewältigung aber absolut notwendig. Laras Ausspruch muss also gerade ins Gegenteil verkehrt werden, damit der Sachverhalt deutlich wird: »Erst lebe ich wieder mein Leben, dann geht der Schmerz aus meinem Leben!«

**Carola, 17 Jahre**

Carola kam zu uns auf die Station, weil sie seit vier Jahren unter zunehmenden Gelenk- und Rückenschmerzen litt. Sie hatte bereits alles an ambulanten Maßnahmen ausprobiert, was gut und teuer war. Immer wieder wurde ihr versprochen, dass man nun die Ursache gefunden hätte (mal war es eine Skoliose oder ein Morbus Scheuermann, mal eine Übersäuerung des Körpers oder eine Borrelieninfektion, und mal waren angeblich nahezu alle Wirbel ausgerenkt) und mit Hilfe der richtigen Therapie (von Krankengymnastik, Laserakupunktur bis hin zu Spritzen) die Schmerzen verschwinden würden.

Manchmal wurden die Schmerzen tatsächlich auch für ein paar Wochen etwas besser, insgesamt aber immer schlimmer. Am Ende nahm Carola täglich mehrere, teils sehr starke Schmerzmedikamente ein. Obwohl Carola viele Freunde hatte, in der Schule beliebt war und gute Schulnoten nach Hause brachte, zog sie sich immer mehr zurück. Dies wiederum konnten ihre Freunde nicht nachvollziehen, sodass Carola sich auch noch missverstanden fühlte. Vom Sportunterricht war sie schon seit Jahren befreit. Sie und ihre Eltern gaben bei der Aufnahme an, dass nun doch endlich jemand die Ursache finden solle, damit man die Schmerzen beseitigen könne.

Carola und ihre Eltern steckten in Denkfalle 3 fest, und die verschiedenen Behandelnden hatten ihrerseits mittels unzulässig vereinfachender Ursache-Wirkungs-Modelle noch zur Schmerzchronifizierung beigetragen. Keiner von ihnen hatte Carola bei einer aktiven Schmerz- und Alltagsbewältigung unterstützt, keiner war auf die Idee gekommen, nach belastenden Lebensereignissen zu fragen. Diese spielten bei Carola in der Schmerzaufrechterhaltung aber eine große Rolle. Zudem fragte die ganze Familie und Verwandtschaft ständig nach Carolas Schmerzbefinden.

Die Schmerzmedikamente wurden aufgrund mangelnder Wirksamkeit abgesetzt. Da Opiate im Spiel waren, musste im Rahmen einer stationären Schmerztherapie ein allmählicher Schmerzmittelentzug durchgeführt werden. Darüber hinaus wurde Carola dabei unterstützt, einen normalen Stationsalltag unabhängig von der Schmerzstärke durchzuhalten. Sie erlernte in der Krankengymnastik aktive Übungen für zu Hause. Im Rahmen einer intensiven psychologischen Therapie gelang es ihr, sowohl mit einigen belastenden Lebensereignissen abzuschließen als auch ihre Schmerzen besser zu akzeptieren und somit ihre Aufmerksamkeit auf andere, schönere Dinge zu lenken. Ein Jahr später entschied sie sich, ein Auslandssemester einzulegen. Ihre Schmerzen waren zwar noch da, aber so weit in den Hintergrund getreten, dass sie sie tagelang kaum noch wahrnahm.

Carolas Schicksal wird von vielen anderen Jugendlichen mit Rückenschmerzen bestätigt. Alle berichten, dass die Schmerzen an Dominanz verlieren, wenn sie so leben, als ob sie keine Schmerzen hätten, und lernen, mit Ängsten, Sorgen und Stress besser umzugehen. Häufig ist daher zusätzlich ein spezielles psychologisches Training nötig, da Stress, unterdrückte Gefühle oder belastende Lebensereignisse häufig eine Rolle bei der Schmerzaufrechterhaltung spielen.

In einigen Fällen fällt der Beginn der Schmerzproblematik mit einem belastenden Lebensereignis zusammen (z. B. einem

Unfall, einem Bandscheibenvorfall, einer lebensbedrohlichen Erkrankung, Gewalterfahrung). Zögern Sie in solchen Fällen nicht, in einem auf Schmerz spezialisierten Zentrum (siehe Anhang) in Rücksprache mit dem Kinderarzt einen Vorstellungstermin zu vereinbaren. Je früher Sie in solchen Fällen eine geeignete biopsychosoziale Schmerztherapie beginnen, umso schneller kann Ihrem Kind geholfen werden.

## Übermäßiger Medienkonsum und Medienabhängigkeit

Viele Kinder und Jugendliche fokussieren so stark auf die Schmerzen, dass Hobbies vernachlässigt werden und sie sich sozial zurückziehen. Sie merken schnell, dass die Beschäftigung mit Videospielen oder sozialen Medien für den Augenblick ihre Schmerzen reduziert. Hobbies und Tätigkeiten, die Freude machen, unterstützen neurobiologisch die Schmerzhemmung, da körpereigene (endogene) Opioide ausgeschüttet werden. Zudem wird die Aufmerksamkeit gebunden, was ebenfalls zu einer Reduktion der Schmerzwahrnehmung führt.

Kinder und Jugendlichen kenne viele andere Kinder und Jugendliche in ihrem Alter, die täglich fast den ganzen Tag Serien schauen, in soziale Medien vertieft sind oder Videospiele spielen. Tatsächlich nimmt die Häufigkeit von sehr starker Mediennutzung bis hin zu Medienabhängigkeit bei Kindern und Jugendlichen ständig zu. Laut einer aktuellen Befragung der Bundesregierung liegt die durchschnittliche Mediennutzung Jugendlicher ab dem vierzehnten Lebensjahr in Deutschland bei ca. 7 Std./Tag (https://de.statista.com/statistik/daten/studie/164504/umfrage/taegliche-nutzungsdauer-von-medien-in-deutschland/).

Doch was ist daran so problematisch? Der damit einhergehende Bewegungsmangel sowie das Aufschieben wichtiger Dinge wie z. B. das Erledigen der Hausaufgaben oder das Lernen führen zu erheblichen Folgeproblemen. Zudem wird durch die ausgeprägte Inaktivität die Schlafqualität negativ beeinflusst. Es fällt immer schwerer, sich zu konzentrieren je länger und intensiver man sich mit elektronischen Medien beschäftigt.

Insgesamt geht man derzeit davon aus, dass eine übersteigerte Mediennutzung vor allem Schmerzen im Nacken und in den Händen begünstigt. Als Gründe für diese Beobachtung werden vor allem Fehlhaltungen diskutiert. Verstärkte Mediennutzung und Medienabhängigkeit können wie oben beschrieben auch Depressionen, Ängste und Schlafprobleme begünstigen oder sogar auslösen, und diese Störungen tragen wiederum zur Aufrechterhaltung und Verstärkung chronischer Schmerzen bei.

Doch ab wann gilt Medienkonsum eigentlich als problematisch? Es gibt einige Hinweise, anhand derer überprüft werden kann, ob Ihr Kind betroffen ist. Gehen Sie die folgenden Fragen gemeinsam mit Ihrem Kind durch, um einen ersten Anhaltspunkt zu bekommen. Natürlich können auch Erwachsene von einem problematischen Medienkonsum betroffen sein. Insofern sollten Sie diese Punkte auch für sich selbst überprüfen. Nur wer mit einem guten Beispiel vorangeht, kann auch erwarten, dass das eigene Kind sich daran ein Beispiel nimmt.

- Ihr Kind hat seinen Umgang mit sozialen Medien und Computerspielen nicht mehr unter Kontrolle und kann die Mediennutzung nur sehr schwer beenden, selbst wenn es sich das vorgenommen hat (»Noch die Runde, das Level, den Clip …«).
- Ihr Kind beschäftigt sich gedanklich übermäßig stark mit den Inhalten der sozialen Medien, fühlt sich unruhig oder gereizt bzw. hat ein Gefühl der Leere oder Langeweile, wenn es nicht mehr mit Medien beschäftigt ist. Auch Ängste oder Unruhezustände können auftreten.
- Ihr Kind reagiert verbal und zum Teil auch körperlich aggressiv, wenn Sie die Nutzung verbieten wollen.
- Ihr Kind vernachlässigt die Schule, die Erledigung der Hausaufgaben, seine Freunde oder Hobbies wegen der Mediennutzung. Die Schulnoten des Kindes werden schlechter.
- Ihr Kind kann abends nicht einschlafen und beschäftigt sich bis tief in die Nacht mit sozialen Medien.
- Ihr Kind merkt, dass sein Leben wegen der sehr hohen Medienzeiten außer Kontrolle gerät, und es macht trotzdem weiter.

- Ihr Kind versucht, mit der Mediennutzung seine Probleme zu vergessen, und es scheint die einzige Möglichkeit, sich zu entspannen.
- Ihr Kind lügt Freunde oder Sie als Eltern bzgl. des wahren zeitlichen Umfangs der Mediennutzung an.

Sollten drei oder mehr Punkte auf Ihr Kind zutreffen, so könnte eine Medienabhängigkeit vorliegen. Können Sie ein bis zwei Punkte bestätigen, so ist der Medienkonsum problematisch, aber vermutlich noch nicht Ausdruck einer Medienabhängigkeit. Wir möchten an dieser Stelle betonen, dass auch eine ehrliche Beantwortung der Anhaltspunkte lediglich eine Tendenz ergibt, aber keine Diagnose ersetzt.

Sollte nach Beantwortung der Fragen ein problematischer Medienkonsum oder sogar eine mögliche Medienabhängigkeit deutlich werden, so sollten Sie gemeinsam mit Ihrem Kind überlegen, ob Sie zusammen ohne professionelle Unterstützung aus dem Teufelskreis der Sucht herausrauskommen oder zusätzlich eine ambulante Psychotherapie in Anspruch nehmen möchten, um Ihr Kind auf dem Weg aus der Abhängigkeit zu begleiten. Die Empfehlungen, die in Maßnahme 9 »Endlich wieder besser schlafen!« beschrieben werden, können bei Kindern mit einem problematischen Medienkonsum schon sehr hilfreich sein. In Maßnahme 16 »Wege aus der Abhängigkeit!« sind weitere Maßnahmen bei Verdacht auf Medienabhängigkeit beschrieben. Wir möchten darauf hinweisen, dass bei einer ausgeprägten Medienabhängigkeit mit und ohne Vorhandensein oppositioneller Verhaltensweisen (siehe nächster Abschnitt) die in Maßnahme 16 beschriebenen Empfehlungen vermutlich nicht ausreichen werden und eine professionelle Unterstützung in Form einer Erziehungsberatungsstelle oder ambulanten Psychotherapie sinnvoll ist.

## Oppositionelles Verhalten und Medienabhängigkeit

Im Zusammenhang mit ausgeprägter Medienabhängigkeit können oppositionelle, zuweilen auch aggressive Verhaltensweisen auftreten. Versuche von Ihnen als Erziehungsberechtige, den Medienkonsum zu begrenzen, führen zu einer ausgeprägten Gereiztheit beim Kind, sichtbarer Anspannung und verbaler und/oder körperlicher Gewalt (z. B. Beleidigungen der Eltern, aus dem Zimmer schubsen). Schmerzen verstärken noch die Verweigerung, Vermeidung und Passivität und werden als Ausrede dafür verwendet, sich nur mit Hilfe der Medien von den Schmerzen ablenken zu können.

Falls eine Medienabhängigkeit vorliegt: In der Regel entstehen diese Probleme als Folge einer unzureichenden Begrenzung und Kontrolle durch das familiäre Bezugssystem. Die Behandlung dieser Probleme sollte daher vorrangig gemeinsam erfolgen und nicht in einer Einzelpsychotherapie. Das Durchsetzen von Regeln und Begrenzungen bis zum vollständigen Entzug (in Einzelfällen) ist absolut notwendig. Ihr Kind benötigt im Rahmen einer Medienabhängigkeit Hilfe und Struktur. Eine Einsicht in die Sucht ist in vielen Fällen zu Beginn nicht gegeben. Im Gegenteil reagieren viele Kinder und Jugendliche zu Beginn der Reduktion oder des Entzugs außerordentlich gereizt, beschweren sich über Langeweile und versuchen, ihren Eltern das Leben schwer zu machen, damit diese entnervt nachgeben. Dieser Zustand hält erfahrungsgemäß 1–2 Wochen an.

Der Entzug bzw. die Reduktion der Mediennutzung führen nach dieser Phase zu einem raschen Rückgang oppositioneller Verhaltensweisen, die Grundstimmung und die Konzentrationsfähigkeit bessern sich und der Schlaf wird als tiefer und erholsamer empfunden. In Kombination mit mehr Sport und einer aktiveren Tagesgestaltung kommt es in vielen Fällen auch zu einer Verringerung der Schmerzen.

## Maßnahme 16: Wege aus der Abhängigkeit!

Die Exploration des Medienkonsums ist häufig problematisch, da zum einen die Kinder und Jugendlichen nicht ehrlich berichten bzw. die Situation sehr beschönigen – vor allem, wenn die Bezugspersonen anwesend sind – und auf der anderen Seite die Bezugspersonen häufig das Ausmaß des Medienkonsums nicht beurteilen können. Deswegen sollten Sie sich die wahren Nutzungszeiten auf dem Handy, Tablet etc. anzeigen lassen und dieses auch täglich kontrollieren.

Die Nutzung der Medien sollte von einem angemessenen Sozialverhalten, dem Schulbesuch sowie der Erledigung häuslicher Pflichten und schulischer Hausaufgaben abhängig gemacht werden. Keinesfalls sollten Kinder und Jugendliche mit Symptomen einer Medienabhängigkeit weiterhin unkontrolliert Zugang zu Medien haben. Die Grundregel sollte lauten: »Erst die Arbeit, dann das Vergnügen.« In der Praxis hat sich gezeigt, dass eine »Wenn-dann«-Regel am besten funktioniert. Erst wenn die schulischen Aufgaben sowie die häuslichen Pflichten erledigt wurden sowie die medialen Begrenzungen ohne Beleidigungen und lange Diskussionen akzeptiert werden, sollte der zeitlich begrenzte Zugang zu Medien für das Kind möglich sein. Die Einhaltung der zeitlichen Begrenzung muss von den Bezugspersonen kontrolliert werden.

In den meisten Fällen müssen keine Verbote ausgesprochen werden. Die Eltern sollten gemeinsam mit ihrem Kind klare Grenzen festlegen, d. h. maximale Zeiten mit Medienkonsum. Eltern sollten z. B. die Endgeräte so programmieren, dass die abgestimmten Zeiten eingehalten werden. Bei einem Kind mit Verdacht auf Medienabhängigkeit sollte man sich nicht auf mündliche Aussagen des Kindes verlassen. Beiderseitige Enttäuschung und lange Diskussionen um die Interpretation der hohen Nutzungszeiten sind dann vorprogrammiert.

Als Belohnung für die Durchführung anderer aktiver Schmerzbewältigungsstrategien (z. B. Sport, soziale Aktivitäten, Erledigen häuslicher Pflichten) kann die mediale Zeit etwas ausgeweitet werden.

# Eltern und ihre Nöte: Häufige Fragen

*So, jetzt haben wir aber auch noch einige Fragen an Sie!*
Familie P.

## »Schade ich meinem Kind, wenn es trotz Schmerzen seinen normalen Alltag beibehält?«

Diese Vorstellung ist relativ weit verbreitet, auch bei Ärzten. Wenn Ihr Kind nicht gerade unter einem akuten Bandscheibenvorfall, unter einer Migräneattacke oder einem Rheumaschub leidet, gibt es nur äußerst wenig medizinische Gründe, die gegen eine normale Alltagsbelastung sprechen. Bei Kopf- und Bauchschmerzen gibt es *gar keine.* Bei Rückenschmerzen ist generell die Gefahr höher, dass zu viel Schonung zu einem weiteren Abbau wichtiger Muskeln im Rückenbereich und damit zu einer Chronifizierung der Schmerzen beiträgt. Im Zweifelsfall sprechen Sie mit dem Orthopäden, Physiotherapeuten oder Krankengymnasten Ihres Kindes darüber.

Praktisch bei allen Schmerzerkrankungen, die den Bewegungsapparat betreffen, auch z. B. bei der Chronischen Schmerzstörung (ehemals: Fibromyalgie oder Schmerzverstärkungssyndrom) im Kindes- und Jugendalter, ist man sich in der Forschung mittlerweile einig, dass besonders Bewegung (d. h. Vermeidung von Schonverhalten) und ein normaler Tagesablauf notwendig für eine Verbesserung der Schmerzsituation sind. Bei den Kindern und Jugendlichen, die unter einer derart ausgeprägten Schmerzsymptomatik leiden, dass sie stationär zur Schmerztherapie bei uns aufgenommen werden, verbessert sich die Schmerzsituation meist erst dann, wenn es ihnen mit unserer Hilfe gelingt, trotz Schmerzen einen normalen Tagesablauf mit Schulbesuch zu bewältigen.

**Nur keine Schonung!**

Spricht schon medizinisch nur sehr selten etwas für körperliche Schonung, so gibt es auf psychologischer Seite dafür überhaupt keinen Grund. Im Gegenteil: Schonverhalten bei chronischen Schmerzen schadet auf Dauer immer Ihrem Kind.

## »Ich will mein Kind zu nichts zwingen. Warum sollte ich das tun?«

Viele Eltern berichten, dass sie ein schlechtes Gewissen haben, wenn sie ihr über Schmerzen klagendes Kind dazu bewegen sollen, z. B. zur Schule zu gehen oder sich an der Hausarbeit zu beteiligen. Häufiger fällt dann der Begriff »Rabenmutter« oder »Rabenvater«. Manchmal werfen die Kinder das ihren Eltern dann auch vor. Um sich aber nicht als Rabeneltern fühlen zu müssen, versuchen die Eltern, ihre eigene Unsicherheit zu bewältigen, indem sie ihrem Kind die Verantwortung übertragen: Es soll selbst entscheiden, ob es sich zutraut, mit Schmerzen in die Schule zu gehen. Die Eltern wollen es nicht dazu zwingen, immerhin hat es ja Schmerzen.

Kurzum, die Eltern verhalten sich unsicher und lassen das Kind oder den Jugendlichen mit seiner Problematik allein. Hätte ein Kind nur Angst vor einer Klassenarbeit, käme ja auch niemand auf die Idee, zu sagen: »Natürlich kannst du zu Hause bleiben, damit du nicht mitschreiben musst!« Seien Sie versichert: Wenn Sie sich durchsetzen, werden Sie zwar möglicherweise kurzfristig etwas mehr Ärger und Auseinandersetzungen mit Ihrem Kind haben, aber langfristig wird die Beziehung zu Ihrem Kind eher besser. Kinder und Jugendliche mögen es, wenn Eltern handeln, statt stundenlang zu diskutieren. Sie merken es, wenn Erwachsene sie im Gespräch dazu bewegen wollen, unangenehmen Maßnahmen zuzustimmen, damit die Erwachsenen die Entscheidungsverantwortung los sind.

Zum Beispiel fiel einem Freund der Autoren auf, dass die dreijährige Tochter des Nachbarn noch um 22 Uhr im Garten spielte. Auf die verwunderte Nachfrage an den Nachbarn, warum sein Kind denn noch nicht im Bett sei, kam die Antwort: »Na ja, sie wollte noch nicht schlafen gehen, und ich kann sie ja schlecht dazu zwingen.« Wie würden die Eltern wohl reagieren, wenn das Mädchen allein auf einer viel befahrenen Straße spielen wollte? Vermutlich wären sie plötzlich sehr wohl in der Lage, ihr Kind trotz Gegenwehr unter den Arm zu klemmen und nach Hause zu bringen.

Aber wenn schon Dreijährige selbstverantwortlich die Konsequenzen für ihr Verhalten tragen müssen, ohne dass die Erwachsenen es ertragen, auch mal ein schreiendes Kind ins Bett zu stecken, kann man sich natürlich vorstellen, wie unsicher Eltern bei größeren Kindern werden können. Glücklicherweise sind die meisten Eltern durchaus der Ansicht, dass kleine Kinder die Folgen ihres Verhaltens eben nicht selbst absehen können, und leben gut mit dem Widerstand ihrer Kleinen, ohne Angst zu haben, dass ihr Kind sie darum weniger liebt. Was natürlich auch nicht der Fall ist. Sofern keine Gewalt angewendet wird, führt konsequentes Verhalten nicht zu einer Verschlechterung der Eltern-Kind-Beziehung. Umgekehrt ist es aber häufig der Fall, dass ein überwiegend inkonsequentes oder gewährendes Erziehungsverhalten, bei dem die Kinder und Jugendlichen selbst entscheiden müssen, ob sie etwas tun oder lassen wollen, zu drastischen Konflikten zwischen ihnen und den Eltern führt.

Viele Jugendliche wünschen sich im Übrigen – das wissen wir aus zahlreichen Therapiegesprächen –, dass ihre Eltern weniger reden und »predigen« mögen. Sie selbst wüssten durchaus, was richtig und was falsch ist. Wenn sie etwas wegen ihrer Schmerzen nicht tun würden, seien klare Absprachen über die Folgen ihres Verhaltens sinnvoller: »Langes Reden bringt nichts und vergiftet nur die Atmosphäre zu Hause.«

**Konsequent bleiben**

Konsequenz in der Erziehung sollte auch vor chronischen Schmerzen nicht halt machen. Eine Verschlechterung der Beziehung zwischen Eltern und Kind ist dadurch auf Dauer nicht zu befürchten. Im Gegenteil: Kinder lernen ihre Eltern zu respektieren, wenn diese ihnen Grenzen setzen und Konsequenzen ziehen, sobald sie überschritten werden.

## »Mein Kind hat Migräne. Muss es jetzt immer Medikamente nehmen?«

Ja und nein. Die Antwort liegt, wie so häufig, irgendwo dazwischen. Zum einen berichten viele Kinder und Jugendliche, dass die Migräne mit dem Übergang ins Erwachsenenalter verschwindet. Jedoch ist die Veranlagung zur Migräne nicht heilbar, und es besteht ein Leben lang die Gefahr, dass erneut Migräneattacken auftreten.

Allerdings ist nur in den seltensten Fällen eine Dauertherapie der Migräne nötig. Erst wenn wöchentlich zwei oder drei Migräneattacken auftreten, sollte man überhaupt über eine medikamentöse Dauertherapie nachdenken. Andererseits hat eine vernünftige Attackentherapie der Migräne unserer Erfahrung nach seltenere Migräneanfälle zur Folge. Unserer Vermutung nach scheint schon allein die Gewissheit, keine starken Schmerzen mehr erleiden zu müssen, zu einer Beruhigung des Gehirns zu führen. In jedem Fall können wir Ihnen versichern, dass eine gut behandelte Migräne, kombiniert mit der Umsetzung einiger Empfehlungen aus diesem Buch, weder die Lebensqualität beeinträchtigt, noch sich nachteilig auf das weitere Leben auswirkt.

Unter www.meine-kopfsache.com sind mehr Hintergrundinformationen zu diesem Thema zu finden.

## »Mein Partner und ich sind getrennt. Wie können wir unser Kind gemeinsam unterstützen?«

Getrennt lebende Eltern zeigen häufig ein konkurrierendes Verhalten um die Gunst des Kindes. Jeder will sich dem Kind als der »bessere« Elternteil präsentieren. In manchen Fällen dient das Kind sogar als »Mittel zum Zweck«: So wird etwa dem Expartner vorgeworfen, er sei schuld an der gescheiterten Partnerschaft und damit auch an den gesundheitlichen Problemen des Kindes. Dem Expartner soll suggeriert werden, er sei für die Erziehung des Kindes ungeeignet.

Unter solchen Bedingungen kann ein Kind kaum seine Schmerzen und seinen Lebensalltag erfolgreich bewältigen. Hier müssen zunächst die ungeklärten Beziehungsfragen auf der Elternebene gelöst werden. Andernfalls besteht die Gefahr, dass sich beim Kind noch zusätzliche, psychische Probleme entwickeln. Manchmal hilft es, den Expartner mit zum Gespräch beim Arzt oder Therapeuten zu nehmen, damit von neutraler Seite günstige und ungünstige Verhaltensweisen besprochen werden können. Auch hat sich das Merkblatt »Zehn Tipps für Eltern im Umgang mit chronischen Schmerzen« (siehe Anhang) oft als nützlich erwiesen.

Leider gibt es aber kein Patentrezept für solch ungünstige Umstände. Für das Kind oder den Jugendlichen ist im Normalfall der Kontakt zu beiden Elternteilen wichtig – was allerdings nicht ausschließt, dass in seltenen Fällen auch ein vorübergehender Kontaktabbruch die richtige Lösung ist – so lange, bis das Kind in Bezug auf seine Schmerzen unabhängiger handeln kann.

## Umgang mit Verwandten, Lehrern und Ärzten

*Meine Oma fragt mich immer, ob ich denn heute auch genug getrunken habe.*
Lydia, 14 Jahre

Dies ist ein Thema, das viele Eltern, aber auch die Kinder und Jugendlichen mit chronischen Schmerzen bewegt. In der Regel hat das soziale Umfeld seine eigene Meinung über die Ursache der Schmerzen und teilt diese den Eltern oder dem Kind ungefragt mit. Das gilt es auszuhalten. In fast allen Fällen wird im Sinne eines Kausalzusammenhangs argumentiert: »Das Kind hat doch Schmerzen, weil ...!«

Solche Erklärungsmodelle zielen darauf ab, dass es genau eine mögliche (oder auch unmögliche) Ursache gibt. In der Regel ist die jeweilige Äußerung einer der drei Denkfallen zuzuordnen. Fairerweise sei angemerkt, dass es eigentlich schön ist, wenn sich so viele Menschen Gedanken und Sorgen um Ihr Kind machen. Es wäre aber noch schöner, wenn solche Äußerungen eine hilfreiche Unterstützung für Sie und Ihr Kind im Umgang mit chronischen Schmerzen wären. Dank der folgenden Tipps können Sie Verwandte, aber auch Lehrer und Ärzte zu wertvollen Helfern bei der Bewältigung der Schmerzen Ihres Kindes machen.

Verwandte, Freunde, Lehrer oder Ärzte, die sich für die Hintergründe chronischer Schmerzen interessieren, können sich auch gerne mit Hilfe unseres Films *Den Schmerz verstehen – und was zu tun ist in 10 Minuten!* (http://www.deutsches-kinderschmerzzentrum.de) über die Hintergründe chronischer Schmerzen informieren.[5]

---

5 https://www.deutsches-kinderschmerzzentrum.de/ueber-uns/videos/den-schmerz-verstehen/

## Umgang mit Verwandten

*Herr Doktor, jetzt mal eine Frage. Kann das denn wirklich von der Psyche kommen? Ich hab's auch so am Rücken, genau wie sie.*
Frau F., 66, Großmutter von Julia, 12 Jahre

Wie bereits angemerkt, ist es sehr ungünstig, wenn schlecht oder gar nicht informierte Angehörige Ihre elterlichen Bemühungen als unsinnig oder sogar schädlich bewerten und dies gegenüber Ihrem Kind auch so äußern. Da werden Verhaltensmaßregeln für Eltern und Kinder angeraten, aber auch Kommentare wie »Du armes Kind!« oder »Mein Gott, wie schrecklich!« gemacht. Regelrecht destruktiv wirkt es sich aus, wenn Verwandte mit dem Kind oder Jugendlichen ausführlich über die Schmerzen reden und lamentieren, wie schrecklich doch alles sei.

Wenn dies dann auch noch ohne Ihr elterliches Wissen geschieht (»Sag der Mama bloß nichts davon!«), gerät Ihr Kind in einen Beziehungskonflikt. Es fühlt sich zwischen den Eltern, boykottierenden Verwandten und der eigenen Überzeugung hin- und hergerissen und gerät unter Umständen in ein kaum lösbares Dilemma. Dies bedeutet im ungünstigsten Fall eine hohe psychische Belastung! Hier helfen meist nur radikale Lösungen, z. B. ein vorübergehender Kontaktabbruch, bis sich die oder der Verwandte eines Besseren besonnnen hat. Zum Glück versuchen die meisten Verwandten, auf der Basis ihrer jeweiligen Lebenserfahrung konstruktiv zur Lösung der Probleme beizutragen.

## Maßnahme 17: Zusammen an einem Strang ziehen

*Das war voll klasse. Ich habe an dem Wochenende zehn Euro verdient, weil meine Großeltern so lange gebraucht haben, bis sie es kapiert hatten.*
Fabian, 12 Jahre

Kopieren Sie den »Teufelskreis der Schmerzen« (S. 23) sowie das Informationsblatt für Angehörige« (siehe Anhang); die oder der Angehörige kann aber natürlich auch dieses Buch zur Hand nehmen. Überlegen Sie sich vorher, am besten zusammen mit Ihrem Kind, womit Ihnen am meisten geholfen wäre. Zum Beispiel wäre allein die verlässliche Umsetzung der 2-Euro-Regel auch im Umgang mit Verwandten bereits ein Riesenerfolg. Mehr ist häufig gar nicht nötig. Oft eröffnet sogar der Wegfall des Themas Schmerz Kind und Angehörigen die Gelegenheit, neue Ideen zu entwickeln, wie sie die eingesparte Zeit sinnvoller nutzen können.

Händigen Sie dem Verwandten die Kopien aus und fassen Sie kurz zusammen, wie der neueste Stand in der Schmerzforschung aussieht und was Ihrem Kind hilft und was nicht. Treten Sie ruhig selbstbewusst auf, schließlich sind Sie ja die »Experten« für Ihr Kind, gehen zum Arzt oder Therapeuten und bemühen sich um verlässliche Informationen. In einigen wenigen Fällen kann es auch sinnvoll sein, den Angehörigen mit zum Arzt oder Therapeuten zu nehmen; normalerweise ist dies aber nicht nötig. Es ist schließlich Ihr Kind, Sie allein teilen den Alltag mit ihm, und Sie sind erziehungs- und sorgeberechtigt.

## Umgang mit Lehrern

*Sobald meine Tochter dem Lehrer sagt, dass sie Bauchschmerzen hat, muss ich kommen und sie aus der Schule abholen. Ich werde noch wahnsinnig!*
Frau T., 34 Jahre

Nicht selten fehlen Kinder und Jugendliche »dank« ihrer Schmerzen häufiger in der Schule. Früher oder später werden Sie mit den Lehrern Ihres Kindes darüber sprechen müssen. Und das ist gut so. Denn Lehrer können sehr wertvolle Partner für Sie und Ihr Kind im Umgang mit den chronischen Schmerzen sein.

Viele Eltern beschweren sich bei uns über wenig verständnisvolle Lehrer, die keine Rücksicht auf die Bedürfnisse und Nöte ihres Kindes nehmen. Wir haben die Erfahrung gemacht, dass, sofern die Lehrer ausreichend informiert und einbezogen wurden, in den meisten Fällen eine gute und konstruktive Zusammenarbeit im Sinne des Kindes möglich war. Die Beobachtungen der Lehrer waren sogar ausgesprochen hilfreich. Lehrer haben in der Regel nun einmal ein geschultes Auge für ängstliche und vermeidende Verhaltensweisen. Wenn ein Lehrer äußert, er glaube, die Kopfschmerzen dienten nur als Vorwand, um bestimmte Arbeiten nicht mitschreiben zu müssen, dann ist das eine wichtige Information für Sie, auch wenn noch keine Lösung im Raum steht.

Wir haben von deutlich mehr positiven Erfahrungen mit Schulen, Lehrern und Rektoren gehört. Die wenigen negativen Erfahrungen wurden mit kooperationsunwilligen Lehrern gemacht, die sich auf den Standpunkt gestellt hatten, dass Schmerzen generell eine Ausrede seien. In der Regel aber sind die Lehrer immer positiv überrascht, wenn die Eltern derselben Ansicht sind wie sie: nämlich, dass das Kind zur Schule muss. Bei chronischen Schmerzen ist eine Hausbeschulung prinzipiell abzulehnen, da das mit ihr einhergehende Vermeidungsverhalten auf Dauer zur

Verstärkung der Schmerzsymptomatik führt. Mal ganz abgesehen davon, dass viele Schulfehltage oder die Hausbeschulung zu sozialen Defiziten sowie verringerter Fähigkeit zur Alltags- und Stressbewältigung führen können. Und dies wiederum bedeutet in der Folge vermehrte Schmerzen. Diese Haltung ist eine notwendige Voraussetzung für ein fruchtbares Gespräch mit dem Lehrer.

## Maßnahme 18: Weihen Sie die Lehrer ein

*Der Lehrer sagt immer, ich drücke mich vor der Schule.*
*Und das sagt er vor der ganzen Klasse!*
Sandra, 10 Jahre

Zunächst: Wahrscheinlich werden Sie von Ihrem Kind ein anderes Bild haben als die Lehrer in der Schule. Das ist normal. Bitte unterlassen Sie es daher in jedem Fall, mit einem Lehrer über die »richtige« Wahrnehmung oder Bewertung Ihres Kindes zu diskutieren. Eltern haben in der Wahrnehmung ihrer Kinder genauso viele blinde Flecken wie Lehrer, sind jedoch in der Schule nicht dabei. Gehen Sie stattdessen besser davon aus, dass der Lehrer nicht lügt und Ihr Kind sich tatsächlich so verhält (z. B. völlig unmotiviert, ärgert andere Kinder, respektlos Erwachsenen gegenüber), wie er es beschreibt. Jede Rückmeldung eines Lehrers ist eine wertvolle Information darüber, wie Ihr Kind sich verhält und wie es um seine soziale Kompetenz bestellt ist.

- Das Gespräch mit einem Lehrer sollte folgende Punkte berühren:
- Bringen Sie eine Kopie des »Informationsblatts für Lehrer« (siehe Anhang) mit.
- Kommunizieren Sie, wie der Lehrer Sie und Ihr Kind mit möglichst wenig Aufwand bei der Schmerzbewältigung unterstützen kann.

- Informieren Sie in einigen wenigen klaren Sätzen über die Schmerzerkrankung Ihres Kindes:
  - Die Schmerzen Ihres Kindes sind nicht bösartiger Natur.
  - Ihr Kind versucht sein Bestes, mit den Schmerzen umgehen zu lernen. Da dies nicht immer einfach ist, wird es mal mehr, mal weniger motiviert sein. Vor allem die mit den Schmerzen einhergehenden Konzentrationsschwierigkeiten stellen eine Beeinträchtigung dar.
  - Angst, Stress und andere negative Gefühle können zu stärkeren Schmerzen führen. Sie sind aber nicht die Ursache der Schmerzen. Das bedeutet, dass gerade Schmerzen, die für Ihr Kind schwierig zu ertragen sind, stärker werden können. Das heißt aber nicht, dass Ihr Kind Schmerzen äußert, weil es die Situation vermeiden will.
  - Je weniger die Kinder und Jugendlichen auf ihre Schmerzen angesprochen werden, desto eher können sie sich von den Schmerzen ablenken.
- Antworten Sie auch bei kritischen Nachfragen und Anmerkungen freundlich und kooperativ. Das sollte möglichst auch für Ihr Kind gelten.

**Was die Lehrer wissen und beachten sollten**

- Das Kind darf ein Schmerzmedikament (meistens nur bei Migräne nötig) mit sich führen und auch während des Unterrichts einnehmen.
- Es sollte nicht mehr auf seine Schmerzen angesprochen werden, egal, wie beeinträchtigt es wirkt.
- Das Kind sollte nicht mehr nach Hause geschickt werden, wenn es angibt, Schmerzen zu haben. Eine Notlösung wäre eine vorübergehende Auszeit von z. B. zehn Minuten in einem Ruheraum innerhalb der Schule.

- Viele Mitschüler und Lehrer irritiert es sehr, dass die Kinder und Jugendlichen zu manchen Zeiten ihre Schmerzen besser bewältigen können als zu anderen. Dabei spielt Stress eine gewichtige Rolle. Manche Lehrer legen es als Vermeidungsverhalten und Drückebergertum aus, wenn es mal wieder schlechter geht als an anderen Tagen, und kommentieren das entsprechend – was die Situation für Ihr Kind nur noch schlimmer macht. Stellen Sie die Zusammenhänge klar (z.B. auch mit dem Teufelskreis der Schmerzen) und bitten Sie den Lehrer, diesen Sachverhalt notfalls auch den anderen Kindern und seinen Kollegen mitzuteilen.
- Bitte keine zusätzlichen Ratschläge! Manche Lehrer versuchen, ihrer eigenen Hilflosigkeit Herr zu werden, indem sie den Kindern willkürlich eigene Lebensweisheiten zum Thema Schmerz anraten. Dies verunsichert nur und sollte in jedem Fall unterlassen werden.

## Umgang mit Ärzten

*Der hat mir einfach nicht geglaubt!*
Jasmina, 15 Jahre

Chronischer Schmerz ist nicht nur für Sie und Ihr Kind eine Herausforderung, sondern auch für den Kinderarzt. Meist sind die Hintergründe chronischer Schmerzen zu komplex, um in einem vielleicht nur kurzen Gespräch ausreichend beleuchtet zu werden. Hinzu kommt, dass Ärzte vor allem in der Behandlung akuter Schmerzen und nicht in der Therapie chronischer Schmerzen ausgebildet sind.

Es gibt nur sehr wenige Ärzte, die auch im Kinder- und Jugendbereich Erfahrung in der Schmerztherapie haben. Dennoch können auch nichtspezialisierte Ärzte wertvolle Verbündete sein. Glücklicherweise werden chronische Schmerzen bei Kindern und Jugendlichen zunehmend ernst genommen, sodass es nicht allzu schwer sein sollte, einen Kinderarzt zu finden, der Ihnen und Ihrem Kind wirklich zuhört.

## Maßnahme 19: So gelingt das Gespräch mit dem Arzt

*Das verwächst sich schon wieder!*
Frau S., 35 Jahre, gibt den Kommentar eines Kinderarztes wieder

1. Der Arzt sollte Ihrem Kind und Ihnen zuhören.
2. Ferner sollte er die Schmerzen ernst nehmen und nicht mit Pauschalkommentaren reagieren, die die Schwere der Schmerzen oder die Glaubwürdigkeit des Kindes anzweifeln.
3. Lassen Sie Ihr Kind mit dem Arzt reden, ohne es ständig zu unterbrechen.
4. Führen Sie Situationen im Alltag an, in denen Sie sich hilflos im Umgang mit den Schmerzen gefühlt haben.
5. Notieren Sie sich vor dem Gespräch Stichpunkte zu
   - möglichen biologischen Einflussfaktoren (wer in der Familie und Verwandtschaft hatte wann, welche und wie lange Schmerzen?),
   - psychologischen Einflussfaktoren (welche Stressfaktoren kommen in Frage?),
   - sozialen Einflussfaktoren (wer fragt wie häufig das Kind nach Schmerzen? Hat ein anderes Familienmitglied häufig Schmerzen?).

**Bilden Sie ein Team mit dem Arzt**

1. Vereinbaren Sie in Übereinstimmung mit dem Arzt, dass ein Schmerztagebuch angelegt wird (Vorlage siehe S. 151). Es sollte möglichst von Ihrem Kind selbst geführt werden.
2. Im Kapitel »Spezifische Hinweise bei Kopf-, Bauch- und Rückenschmerzen« sind die diagnostischen Prozeduren aufgeführt, die bei Kopf-, Bauch- oder Rückenschmerzen sinnvoll sind. Diese Empfehlungen entsprechen den Richtlinien medizinischer Fachgesellschaften. Besprechen Sie sie mit dem Arzt, falls er eine abweichende Meinung vertritt. Wie bereits angeführt, ist in den meisten Fällen kein schwerwiegender Befund zu erwarten. Vie-

le der wenigen auffälligen Befunde sind Zufallsbefunde, die mit den Schmerzen nicht in direktem Zusammenhang stehen. Noch einmal zur Erinnerung: Die *eine einzige* organische Ursache gibt es bei chronischen Schmerzen nicht.

3. Vereinbaren Sie den Folgetermin für vier bis acht Wochen nach dem ersten. In 20 bis 30 Prozent aller Fälle berichten die betroffenen Kinder und Jugendlichen, dass in der Zwischenzeit das Führen eines Schmerztagebuchs sowie das Wissen, körperlich gesund zu sein, zu einer Verbesserung der Schmerzsymptomatik geführt haben.
4. Falls die durchgeführten Maßnahmen keine Verbesserung mit sich bringen, zögern Sie nicht, nach ambulanten Therapiemaßnahmen zu fragen. Gibt es ein Entspannungstraining oder einen Schmerzkurs in der Nähe? Ist eine Überweisung zu einer der im Anhang genannten spezialisierten Einrichtungen sinnvoll? Bietet sich eventuell auch eine Psychotherapie an? Diskutieren Sie offen mit dem Arzt und Ihrem Kind jeweils die Vor- und Nachteile.

Alles in allem sollte das Prozedere für Sie, den Arzt und Ihr Kind klar strukturiert sein. Trauen Sie sich ruhig, Ihre in diesem Buch erworbenen Erkenntnisse in die Diskussion einfließen zu lassen. In der Regel ist jeder Arzt froh, wenn Kinder und Eltern sinnvoll in der Schmerzbewältigung aktiv werden.

# Einfache und hilfreiche Techniken der Schmerzbewältigung

*Diese Methode wurde früher von den japanischen Mönchen entwickelt und angewandt, wenn sie sich konzentrieren wollten.*
Jonas, 13 Jahre, erklärt seinen Eltern die Ablenkungstechnik

Lassen Sie Ihre Kinder ruhig dieses Kapitel lesen und sich daraus eigene Techniken aussuchen. Kinder und Jugendliche »basteln« sich gern eigene hilfreiche Strategien. Wenn Ihr Kind auch selbst Ideen und Vorstellungen hat, sollten Sie diese unbedingt unterstützen. Nichts verspricht größeren Erfolg als ein selbst erarbeitetes aktives Vorgehen auf der Grundlage der hier dargestellten Methoden und wissenschaftlicher Erkenntnisse.

Viele der beschriebenen Methoden sind im Übrigen auch frei kombinierbar. So ist es zum Beispiel möglich, sich vor und während jeder Muskelanspannung ganz bestimmte schöne Vorstellungen oder bunte Gedanken zu machen. Das kann ausgesprochen hilfreich sein, da auf Dauer allein die Vorstellung oder der bunte Gedanke eine Muskelentspannung auslösen kann.

## Strategien, die das Selbstwertgefühl Ihres Kindes steigern

*Wenn ich gut drauf bin, hat der Schmerz eh keine Chance!*
Julius, 11 Jahre

Unser Selbstwertgefühl ist das Ergebnis unserer Gedanken und unserer Einstellungen zu unseren Fähigkeiten, unserer Person und unserem Wert als Mensch. Wenn wir schlecht von uns denken, uns ablehnen und klein machen, dann sind auch unser Selbstwertgefühl und unser Selbstvertrauen klein.

Generell kann man sagen: Je positiver unser Selbstwertgefühl und damit unser Selbstvertrauen, umso erfolgreicher und besser unser Umgang mit anderen Menschen, den Problemen und dem Leben. Das Gleiche gilt auch für unsere Kinder. Je positiver deren Selbstwertgefühl, umso selbstbewusster und glücklicher sind sie und umso mehr Selbstvertrauen haben sie. Und das wiederum wirkt sich generell günstig auf die Schmerzen aus.

**Das können Eltern tun, um das Selbstwertgefühl ihres Kindes zu stärken**

1. Je positiver das Selbstwertgefühl und das Selbstvertrauen der Eltern, desto größer ist auch das Selbstwertgefühl der Kinder. Seien Sie also ein gutes Vorbild und arbeiten Sie daran, Ihr Selbstwertgefühl zu stärken und aufzubauen.
2. Anerkennende und lobende Worte sind der einfachste, schnellste und beste Weg, um das Selbstwertgefühl eines Menschen zu stärken. Loben Sie wenigstes einmal am Tag Ihr Kind bzw. ein Verhalten von ihm. Loben Sie Ihr Kind auch dann, wenn ihm etwas nicht gelungen ist – nämlich dafür, dass es den Versuch unternommen hat.
3. Nehmen Sie Ihr Kind mindestens einmal am Tag in den Arm und sagen ihm: »Ich hab dich lieb. Ich bin froh, dass du da bist.«
4. Wenn Sie Kritik üben, dann nur am Verhalten Ihres Kindes und niemals an seiner Person. Sagen Sie ihm z. B.: »Ich mag dich furchtbar gern, aber deine Nörgelei gefällt mir überhaupt nicht.«
5. Zeigen Sie Ihrem Kind, dass es seine Gefühle beeinflussen kann. Wenn es sich z. B. schlecht fühlt, bitten Sie es, die Augen zu schließen und sich etwas sehr Schönes aus der Vergangenheit vorzustellen oder an etwas zu denken, worauf es sich freut. Nach kurzer Zeit wird Ihr Kind sich besser fühlen. Erklären Sie ihm, dass es seinen Gefühlen nicht ausgeliefert ist, sondern dass es durch seine Gedanken und Vorstellungen über sein seelisches Befinden mitentscheidet.

Ein geringes Selbstwertgefühl ist eng mit mangelndem Selbstvertrauen, Unsicherheit, Angst, Depression, Einsamkeit und ungenügender Leistung verbunden. Eltern legen in den ersten sechs Lebensjahren den Grundstein zum Selbstwertgefühl ihrer Kinder. Später haben auch Lehrer und Gleichaltrige einen großen Einfluss.

## Die Schmerzen malen

*Das da ist der Schmerz, und das da bin ich!*
Mirja, 10 Jahre

Manchen Kindern und Jugendlichen hilft es sehr, wenn sie ihren Schmerzen Ausdruck verleihen können. Sie geben an, dass sie dann ein Gefühl von Kontrolle über die Schmerzen entwickeln. Dabei gibt es völlig unterschiedliche Vorgehensweisen. Die einen malen lieber ein »Schmerzmonster«, die anderen einen »Schmerzkämpfer«.

**Jonas, 13 Jahre**

»Auf meinem Bild habe ich zunächst mehrere unterschiedlich große Blitze in einer Ecke gemalt, die ausdrücken sollen, dass meine Schmerzen ganz plötzlich und unvorbereitet kommen wie ein Blitz und dass sie oft stechend wirken wie die Spitze eines Blitzes. Danach habe ich eher in der Mitte des Bildes eine Art Blitzmonster gemalt, das, wenn es wütend ist, Blitze um sich herum schleudert. Das sind die Schmerzen. Meine Vorstellung dabei war, dass das Blitzmonster in mir sitzt und mich mit Schmerzen bewirft. Dieses Monster ist sehr mächtig und kann über alle Blitze befehlen. Darum herum habe ich vor allem dunkle Farben benutzt, denn das Monster und sein Vorhaben sind sehr böse und ich glaubte, dass ich durch das Dunkle zum Ausdruck bringen könnte, dass es ziemlich finster in mir zugeht, wenn ich Schmerzen habe. Aber ich habe auch einige Kreuze über die dunklen Bereiche gemalt, denn wenn ich weniger oder keine Schmerzen habe, fühle ich mich jedes Mal so, als wäre dieses Schmerzmonster gar nicht mehr in mir.«

## Schwarze und bunte Gedanken

*Och, die Schmerzen sind ja gar nicht richtig schlimm heute,*
*sie werden bald vorbei sein!*
Jonas, 13 Jahre

Betroffene Kinder und ihre Eltern kennen das: Wenn die Schmerzen wieder einmal besonders schlimm sind oder die Stimmung sehr gedrückt ist, kommen schwarze Gedanken, die einen daran hindern, das Schöne zu sehen oder Hoffnung zu haben.

**Melanie, 12 Jahre**

Melanie hatte seit zwei Jahren dauerhafte Kopfschmerzen. Auffällig war, dass sie nicht nur in Bezug auf ihre Kopfschmerzen, sondern auch generell ausgesprochen viele schwarze Gedanken hatte. Es stellte sich heraus, dass viele belastende Lebensereignisse in der Vergangenheit mit einer schweren Krankheit oder Tod von Angehörigen einhergingen. So hatte sie schon als Kind gelernt, dass Kranksein mit viel Aufmerksamkeit, Pflege und körperlicher Nähe einhergeht, dafür aber schrecklich (nämlich mit einem schmerzvollen Tod) endet. Auch Gedanken wie »Ich darf nicht stören!« und »Ich muss perfekt sein, damit ich nicht noch eine zusätzliche Last bin« standen in Beziehung zu diesen Ereignissen. Die Eltern berichteten, dass ihre Tochter diese Gedanken relativ schnell verinnerlicht habe.

Die daraus folgende hohe körperliche Anspannung und lang anhaltende Stressreaktion hatte schließlich ihren Preis. Mit dem Wechsel auf eine weiterführende Schule kamen die Dauerkopfschmerzen. Viele sowohl eher schulmedizinisch als auch alternativ und komplementär orientierte Therapie- und Behandlungsversuche folgten. Da das Mädchen nach außen eher freundlich wirkte, keine Probleme angab (es wollte ja schließlich einen perfekten Eindruck machen) und sprachlich sehr begabt war, kam niemand auf die Idee, die Gedanken- und Gefühlswelt des Kindes in die Schmerztherapie mit einzubeziehen. Angesichts der vielen Krankheiten mit Todesfolge sowie den vielen vergeblichen Therapieversuchen der Kopfschmerzen stand sie mittlerweile

Menschen, »die was versprechen«, sehr skeptisch gegenüber, da man »ja sowieso nichts machen« könne. Außerdem habe sie ja selbst »viel ausprobiert« in Bezug auf die Kopfschmerzen, und das meiste habe »nicht sehr viel geholfen«.

Beim genauen Lesen kann man folgende schwarze Gedanken entdecken, die eine Rolle bei der Aufrechterhaltung der Kopfschmerzen spielten:

- »Ich darf nicht stören!«
- »Ich muss perfekt sein!«
- »Die blöden Kopfschmerzen sollen endlich weggehen!«
- »Ich darf keine Probleme haben!«
- »Krankheit ist etwas Schreckliches!«
- »Man kann doch sowieso nichts machen.«

Im Sinne des Teufelskreises der Schmerzen führen die beschriebenen schwarzen Gedanken zu einer vermehrten inneren Anspannung, die sich schmerzverstärkend auswirkt. Die schwarzen Gedanken wurden zum fast ständigen Begleiter, bewirkten einen passiven Umgang mit Schmerzen und Problemen und führten zu einer hohen Hilflosigkeit.

Aufgrund der großen Bedeutung von schwarzen und bunten Gedanken in der Schmerztherapie seien im Folgenden zwei hilfreiche Techniken dargestellt: eine für Kinder und eine für Jugendliche.

## Für Kinder bis 12 Jahre: Gedankenstopp und Gedankenboss

Diese Technik stammt von betroffenen Kindern. Es ist immer wieder erstaunlich, wie kreativ und spielerisch Kinder die Macht bunter Gedanken einsetzen und wie erfolgreich sie dabei sind. Ein Erwachsener sollte dem Kind diese Technik vermitteln, damit es weiß, wie sie »funktioniert«. Manche Kinder wollen sie allerdings lieber allein ausprobieren. Das sollte man respektieren.

Sobald das Kind einen ungünstigen schwarzen Gedanken bemerkt, sagt es sich in Gedanken: »Stopp! Denk nicht schwarz, denk bunt!«. Danach setzt es einen hilfreichen bunten Gedanken ein, z. B. »Nicht dran denken, ablenken!« oder denkt an seine Lieblingsbeschäftigung (z. B. Reiten oder ein Computerspiel). Am besten gehen Sie zusammen mit Ihrem Kind die folgenden Abschnitte durch oder lesen sie ihm vor.

**Umgedacht – so wird's gemacht**

Als Gedankenboss weißt du, dass die Art, wie wir über etwas denken, Einfluss auf unsere Gefühle hat. Einmal gibt es die negativen, schwarzen Gedanken, die alles nur noch schlimmer machen. Zum anderen haben wir die positiven, bunten Gedanken, die uns aufmuntern und helfen, auch schwierige Situationen zu überstehen. Vergiss also nicht: Du bist der Gedankenboss! Du kannst die schwarzen Gedanken stoppen und dir bunte Gedanken herbeiholen.

1. Achte auf deine Gedanken, wenn es dir nicht gut geht, wenn du z. B. Bauchschmerzen hast.
2. Sobald negative, schwarze Gedanken auftauchen, setzt du den Gedankenstopp ein. Er gilt für alle schwarzen, negativen Gedanken wie »Das wird immer schlimmer!«, »Das klappt sowieso nicht!« oder »Daran kann ich nichts ändern!«. Dann denkst du sofort:
   **Stopp! Denk nicht schwarz, denk bunt!**
3. Den Platz, den die schwarzen Gedanken eingenommen haben, füllst du nun mit bunten Gedanken. Hier einige Beispiele dafür.
   - Bunte Gedanken, wenn du keine Schmerzen hast:
     - »Mir geht es sehr gut. Und das schon seit zwei Tagen.«
     - »Es funktioniert, ich habe schon den ganzen Morgen über keine Schmerzen.«
     - »Ich bekomme meine Schmerzen wirklich in den Griff.«

- Bunte Gedanken, wenn die Schmerzen anfangen:
  - »Bleib ruhig und entspann dich!«
  - »Wenn ich mich mit etwas anderem beschäftige, sind die Schmerzen etwas besser; das weiß ich genau.«
  - »Warte ab. Es wird vorbeigehen.«
- Bunte Gedanken, wenn die Schmerzen nachlassen:
  - »Gut gemacht, die Schmerzen lassen nach, ich habe sie vertrieben!«
  - »Ich muss unbedingt Mama und Papa erzählen, wie gut ich das hinbekommen habe.«
  - »Hey, ich habe die Schmerzen ganz allein in den Griff bekommen.«

Klopf dir im Geist auf die Schulter und lob dich dafür, dass du die schwarzen Gedanken vertrieben und die bunten Gedanken herbeigeholt hast! Auf Dauer wirst du bemerken, dass es dir damit besser geht!

(In Anlehnung an H. Denecke und B. Kröner-Herwig: *Kopfschmerztherapie bei Kindern und Jugendlichen*, Göttingen 2000)

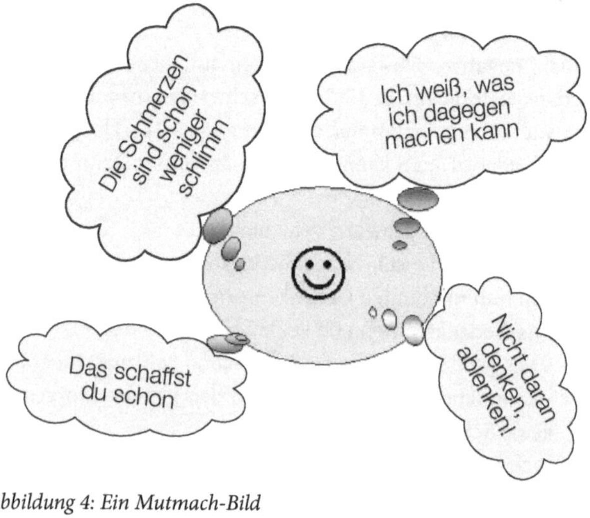


*Abbildung 4: Ein Mutmach-Bild*

## Für Jugendliche ab 12 Jahre: Schwarze und bunte Gedanken

Diese Strategie eignet sich eher für Jugendliche, da die aufgeführten Beispiele für schwarze Gedanken sowie hilfreiche bunte Gedanken die Fähigkeit zur Selbstbeobachtung und Selbstreflexion voraussetzen. Natürlich können auch die Jugendlichen die eher für Kinder gedachten Gedankenstrategien nutzen und pfiffige Kinder die eher für Jugendliche gedachten Gedankenstrategien ausprobieren. Sie kennen Ihr Kind am besten; im Zweifelsfall fragen Sie es einfach nach seiner Meinung.

| **Schwarze Gedanken** | **Bunte Gedanken** |
|---|---|
| Es wird eh nie besser. | Es wird schon wieder besser. |
| Mir kann sowieso keiner helfen. | Am besten ist es, ich helfe mir selbst. |
| Die Schmerzen sind schrecklich. | Lenk dich ab, das hilft. |
| Ein Leben mit Schmerzen ist sinnlos. | Es gibt viele Dinge, auf die ich mich freue. |
| Ich kann nichts gegen die Schmerzen tun. | Denk an das, was dir bisher geholfen hat. |
| Die Schmerzen sind eine Strafe. | Jeder kann Schmerzen bekommen. |
| Warum ich? | Warum ist die Banane krumm? |
| Andere haben keine Schmerzen. | Dafür haben die anderen andere Probleme. |
| Ich habe keine Kraft mehr. | Ich habe viele Kraftquellen. |
| Ich bin schwach. | Ich bin stark, wenn ich das brauche. |
| Ich kann mich nicht selbst schützen. | Ich kann lernen, mich zu wehren. |
| Ich bin dumm. | Ich kann auf mich selbst aufpassen. |
| Ich kann mich einfach nicht ablenken. | Einfach weitermachen. |
| Keiner glaubt mir meine Schmerzen. | Verzeih den anderen, es ist ja auch schwer für sie. |
| Immer diese doofen Schmerzen. | Denk an was Schöneres. |
| Die Schmerzen sind an allem schuld. | Ich habe es in der Hand, das zu ändern! |

| Schwarze Gedanken | Bunte Gedanken |
|---|---|
| Wegen der Schmerzen geht gar nichts. | Jammern hilft mir nicht. Kopf hoch! |
| Ich bekomme nie das, was ich möchte. | Ich kann bekommen, was ich will. |
| Ich mache alles falsch. | Keiner macht alles richtig. |
| Ich muss perfekt sein und jedem gefallen. | Ich darf und kann Fehler machen. |
| Ich bin ständig kaputt. | Ich bin gesund. |
| Ich bin hässlich. | Ich bin hübsch. |
| Ich hasse meinen Körper. | Ich tue das Beste, was ich kann. |
| Ich mache alles falsch. | Aus Fehlern kann man lernen. |
| Bestimmt bin ich schwer krank. | Ich bin gesund. |
| Ich kann mich nicht gegen die Schmerzen wehren. | Ich kann mir aussuchen, wem ich vertraue. |

## Schmerztagebuch

Schmerztagebuch von ________________________________

*Bitte füll diesen Bogen so aus, wie Du Dich heute fühlst.*

| **Datum** | | | | | | | |
|---|---|---|---|---|---|---|---|
| 1. Hattest du heute Schmerzen? | ☐ Ja<br>☐ Nein | ☐ Ja<br>☐ Nein | ☐ Ja<br>☐ Nein | ☐ Ja<br>☐ Nein | ☐ Ja<br>☐ Nein | ☐ Ja<br>☐ Nein | ☐ Ja<br>☐ Nein |
| ↳ **Wenn ja:**<br>Wann hattest du Schmerzen (Uhrzeit)? | | | | | | | |
| Wie stark waren deine Schmerzen<br>von 1 (keine Schmerzen) bis 10 (schlimmste Schmerzen)? | | | | | | | |
| 2. Gab es heute ein besonderes Ereignis? | ☐ Ja<br>☐ Nein | ☐ Ja<br>☐ Nein | ☐ Ja<br>☐ Nein | ☐ Ja<br>☐ Nein | ☐ Ja<br>☐ Nein | ☐ Ja<br>☐ Nein | ☐ Ja<br>☐ Nein |
| ↳ **Wenn ja:**<br>War es ein *angenehmes* Ereignis (z. B. Spielnachmittag) oder ein *unangenehmes* Ereignis (z. B. Streit mit jemandem)? | | | | | | | |
| 3. Was hast du gegen deine Schmerzen getan (z. B. hingelegt, ferngesehen, etwas gespielt)? | | | | | | | |
| 4. Wie gut hat das gegen die Schmerzen geholfen? | ☐ Sehr gut<br>☐ Gut<br>☐ Mittelmäßig<br>☐ Ein wenig<br>☐ Gar nicht | ☐ Sehr gut<br>☐ Gut<br>☐ Mittelmäßig<br>☐ Ein wenig<br>☐ Gar nicht | ☐ Sehr gut<br>☐ Gut<br>☐ Mittelmäßig<br>☐ Ein wenig<br>☐ Gar nicht | ☐ Sehr gut<br>☐ Gut<br>☐ Mittelmäßig<br>☐ Ein wenig<br>☐ Gar nicht | ☐ Sehr gut<br>☐ Gut<br>☐ Mittelmäßig<br>☐ Ein wenig<br>☐ Gar nicht | ☐ Sehr gut<br>☐ Gut<br>☐ Mittelmäßig<br>☐ Ein wenig<br>☐ Gar nicht | ☐ Sehr gut<br>☐ Gut<br>☐ Mittelmäßig<br>☐ Ein wenig<br>☐ Gar nicht |

## Die Progressive Muskelentspannung nach Jacobson

*Zusätzlich kann man noch eine Körperentspannungsübung machen, die so funktioniert, dass man unterschiedliche Muskelpartien für kurze Zeit stark anspannt und dann wieder ganz locker lässt. Dadurch lockern sich die Muskel ein wenig, und so vergeht der unangenehme Schmerz, der von den Verspannungen ausgeht.*
Jonas, 13 Jahre, erklärt seinen Eltern die Muskelentspannung nach Jacobson

Aus wissenschaftlicher Sicht ist die Progressive Muskelentspannung nach Jacobson eine der am besten untersuchten Methoden der Schmerztherapie. Ihr positiver Einfluss auf Schmerzen, Ängste, stressbezogene körperliche Anspannung und Einschlafschwierigkeiten ist unumstritten. Gegenüber anderen Entspannungsverfahren hat sie zudem den unschätzbaren Vorteil, dass sie – genügend Übung vorausgesetzt – auch in der Schule oder unterwegs anwendbar ist.

**Allgemeine Hinweise: Was es zu beachten gilt**

1. Manche Jungen neigen dazu, die Muskeln so anzuspannen, dass sie am ganzen Körper zittern. Das ist wenig hilfreich. Die Muskeln sollten immer nur so weit angespannt werden, dass die Anspannung gut spürbar ist, aber keine Verkrampfung oder gar Schmerzen verursacht.
2. Die Muskelentspannung sollte einmal am Tag praktiziert werden. Unserer Erfahrung nach ist es eher nebensächlich, ob die Kinder und Jugendlichen die Übung an unterschiedlichen Uhrzeiten üben. Hauptsache, sie ist in den Tagesablauf integriert und wird regelmäßig durchgeführt.
3. Stellen Sie es Ihrem Kind frei, wie es die Muskelentspannung üben möchte. Auch sitzend und mit offenen Augen ist die Muskelentspannung gut lern- und anwendbar.
4. Ziel ist eine »alltagstaugliche« Muskelentspannung. Das bedeutet, dass der Körper die Entspannung so gut gelernt hat, dass

bereits ein zwei- oder dreimaliges Ballen der Hände zur Faust (z.B. unter dem Pult in der Schule) und wieder Loslassen zu einem Entspannungseffekt führt. Ihr Kind kann nicht jedesmal die Klasse verlassen und einen ruhigen Raum zum Üben aufsuchen, wenn es die Muskelentspannung anwenden möchte. Zudem ist diese Kurzform der Muskelentspannung unsichtbar für die anderen Kinder und Jugendlichen. Schließlich möchte kaum ein Kind mit chronischen Schmerzen, dass andere es bei der Entspannungstechnik »erwischen«. Das klappt jedoch nur, wenn die Muskelentspannung über vier bis sechs Wochen mindestens einmal täglich geübt wurde.

Auch hier haben wir zwei Versionen dargestellt, eine für Kinder und eine für Jugendliche. Wenn Ihr Kind noch nicht lesen kann, sollten Sie ihm die Übung vorlesen. Man kann sie auch über ein Mikrofon aufnehmen und auf eine CD brennen oder auf einen MP3-Player überspielen. Wenn möglich, machen Sie bei den ersten Malen mit – Lachen ausdrücklich erlaubt! Mit etwas Übung können die Kinder die Übung später auch auswendig und ohne fremde Hilfe durchführen.

## Für Kinder bis 12 Jahre

Alle Menschen fühlen sich manchmal angespannt. Wenn du nervös und unsicher bist, sind deine Muskeln verspannt. Manche Menschen sind zum Beispiel vor einem Test sehr nervös, oder sie sind aufgeregt, wenn sie jemanden kennen lernen. Überleg doch mal kurz, wann du dich angespannt fühlst!

Mit der folgenden Übung kannst du lernen, wie du dich angenehm und gut fühlst. Du kannst ausprobieren, wie du deine Muskeln anspannen und wieder entspannen kannst. Wenn dir deine Muskeln wehtun und sie sehr verspannt sind, dann spann diese Muskeln nicht zusätzlich an, sondern versuch, sie zu entspannen. Es ist sehr wichtig, dass du diese Übung immer wieder durchführst. Wie bei allen anderen Dingen, die man lernt, wird dir auch diese Übung umso besser gelingen, je häufiger du sie übst.

**Anleitung für Kinder**

Bevor du anfängst, such dir einen bequemen Platz, an dem du nicht gestört wirst. Setz dich zum Beispiel in einen Sessel oder leg dich auf eine Matte. Gib acht, dass du bequeme Kleider anhast, keine enge Hose und keinen engen Gürtel. Ist dir auch nicht zu warm oder zu kalt? Zieh deine Schuhe aus und nimm deine Brille ab, wenn du eine trägst. Setz oder leg dich ganz bequem und locker hin. Du solltest dich entspannt fühlen.

1. **Hände und Arme**
   Stell dir vor, du hast eine Zitrone in jeder Hand. Drück sie jetzt fest zusammen. Versuch, allen Saft aus ihnen herauszuquetschen. Fühl die Spannung in deinem Arm, während du presst. Jetzt lass die Zitronen fallen und entspann Deine Arme wieder. Lass sie einfach locker liegen. Achte darauf, wie deine Muskeln sich jetzt anfühlen, wenn die Arme entspannt sind. Und nun nimm noch einmal je eine Zitrone in jede Hand und drück sie fest zusammen. Versuch, aus diesen Zitronen noch mehr Saft herauszuquetschen als aus den anderen. Gut so. Noch einmal ganz fest drücken. Jetzt lass die ausgepressten Zitronen wieder fallen und entspann dich. Merkst du, wie viel besser es sich anfühlt, wenn deine Arme und Hände entspannt sind? Noch einmal, nimm eine Zitrone in jede Hand und press allen Saft aus den Früchten heraus. Lass keinen Tropfen zurück. Fest drücken. Gut. Jetzt entspann dich und lass die Zitronen fallen.
2. **Arme und Schultern**
   Stell dir vor, du bist eine faule Katze. Du willst dich strecken. Streck deine Arme nach oben, bis in den Himmel. Fühl den Zug in deinen Schultern. Streck dich noch etwas höher. Jetzt lass deine Arme vorsichtig zur Seite fallen. Okay, Katze, streck dich noch einmal. Zuerst die Arme weit nach oben strecken, dann über den Kopf. Schieb die Arme soweit wie möglich nach hinten hinaus. Fester. Jetzt lass sie schnell fallen. Gut. Achte darauf, wie viel entspannter deine Schultern jetzt sind. Und jetzt noch einmal

ganz weit strecken. Versuch, die Zimmerdecke zu erreichen. Streck deine Arme ganz weit von dir weg. Achte auf die Spannung und den Zug in deinen Armen und Schultern. Halte die Spannung einen Moment. Nun lass die Arme wieder fallen und spür, wie gut es sich anfühlt, wenn die Arme wieder entspannt sind. Die faule Katze fühlt sich gut und warm.

3. **Schultern und Nacken**
Jetzt stell dir vor, du bist eine Schildkröte. Du sitzt auf einem Stein an einem netten, ruhigen See und räkelst dich in der warmen Sonne. Hier ist es warm und sicher. Aber da kommt eine Katze angeschlichen, die dich ärgern will. Zieh deinen Kopf in deinen Panzer hinein. Versuch, die Schulter zu den Ohren zu ziehen, und drück deinen Kopf zwischen die Schultern. Bleib so geduckt. Aber die Katze kann dich nicht mehr ärgern, die Gefahr ist vorbei. Du kannst wieder aus deinem Panzer herauskommen, dich in die warme Sonne setzen und entspannen. Aber pass auf, die Katze kommt zurück. Zieh deinen Kopf zurück in den Panzer und halte ihn nah am Körper. Du musst ganz in deinem Panzer sein, um dich zu schützen. Gut, die Katze ist weitergelaufen. Du kannst dich wieder entspannen. Streck den Kopf aus dem Panzer und lass die Schultern locker hängen. Fühl mal, wie viel besser es ist, so entspannt zu sein. Aber schon wieder Gefahr, die Katze kommt zurück. Zieh den Kopf ein. Schieb die Schultern bis zu den Ohren hoch und steck den Kopf zwischen die Schultern. Lass deinen Kopf nicht das kleinste Stückchen aus dem Panzer hervorschauen. Bleib so. Fühl die Spannung in deinem Nacken und deinen Schultern. Die Katze ist weg. Du kannst wieder herauskommen. Entspann dich. Du bist in Sicherheit. Die Katze kommt nicht wieder. Es ist ruhig und warm. Du bist sicher und kannst wieder gemütlich in der Sonne sitzen.

4. **Gesicht und Nase**
Hier kommt eine alte lästige Fliege. Sie ist direkt auf deiner Nase gelandet. Versuch, sie zu verscheuchen, ohne deine Hände zu benutzen. Genau, mach deine Nase kraus. Versuch, sie in möglichst viele Falten zu legen. Zieh deine Nase richtig weit hoch. Du hast es geschafft. Die Fliege ist weg. Jetzt kannst du deine Nase locker lassen und entspannen. Oh, da kommt die Fliege wieder – und landet mitten auf deiner Nase. Streng dich ganz

fest an, zieh deine Nase so weit wie möglich hoch. Mach sie ganz kraus. Geschafft – die Fliege ist weggeflogen. Du kannst dein Gesicht wieder entspannen. Hast du bemerkt, was sich noch alles anspannt, wenn du die Nase kräuselst? Der Mund, die Augen und die Stirn helfen, die Fliege zu vertreiben, und sind auch angespannt. Fühl mal, wie locker sie dann wieder werden, wenn du auch deine Nase locker lässt. Das fühlt sich doch gut an. Aber herrje – die Fliege kommt zurück. Diesmal landet sie auf deiner Stirn. Um sie zu vertreiben, musst du jetzt deine Stirn in Falten legen. Zieh deine Augenbrauen in die Höhe. Versuch, die Fliege mit den Falten auf deiner Stirn zu vertreiben. Bleib einen Moment lang so. Ja, die Fliege ist verschwunden. Du kannst deine Stirn wieder entspannen. Streich alle Falten aus deinem Gesicht fort. Es ist nun wieder glatt und fühlt sich entspannt und gut an.

5. **Bauch**
Aufgepasst! Hier kommt ein Elefantenbaby angelaufen. Aber es passt nicht auf, wo es hinläuft. Es bemerkt nicht, dass du hier liegst. Es sieht so aus, als würde es gleich über deinen Bauch laufen. Beweg dich nicht. Dir kann gar nichts passieren. Spann nur deine Bauchmuskeln fest an, dann wird dein Bauch hart. Halte die Bauchmuskeln so angespannt. Gut. Aber jetzt läuft das Elefantenbaby doch woanders hin. Du kannst dich entspannen. Lass deinen Bauch wieder weich werden. Lass ihn so locker, wie du kannst. Das fühlt sich viel besser an. Oh, der kleine Elefant kommt wieder auf dich zu. Mach dich bereit. Spann deinen Bauch an. Wenn dein Bauch fest ist, kann dir der Elefant nicht wehtun. Lass deinen Bauch zu einem Stein werden. Aber das Elefantenbaby hat es sich anders überlegt und läuft doch lieber um dich herum. Du kannst dich wieder entspannen. Mach es dir bequem und lass die Bauchmuskeln wieder locker. Achte auf den Unterschied zwischen einem angespannten und einem lockeren Bauch. Du glaubst es nicht, diesmal kommt das Elefantenbaby direkt auf dich zu. Spann wieder deinen Bauch an, so fest du kannst. Denn diesmal geht das Elefantenbaby nicht an dir vorbei. Mach deinen Bauch ganz fest. Der kleine Elefant macht einen Schritt auf deinen Bauch und noch einen. Jetzt ist er schon drüber und läuft weg. Du kannst dich jetzt vollständig entspannen.

Atme tief in deinen Bauch ein. Du bist in Sicherheit und fühlst dich angenehm entspannt und gut.

6. **Beine und Füße**
   Nun stell dir vor, du stehst barfuß in einer schlammigen Pfütze. Drück deine Zehen tief in den Schlamm hinein. Versuch, mit der Fußsohle den Grund der Pfütze zu erreichen. Vielleicht musst du auch deine Beine strecken, um wirklich bis auf den Grund zu kommen. Mach deine Beine ganz lang, spreiz die Zehen und spür den Matsch dazwischen. Jetzt gehst du aus der Pfütze. Entspann deine Füße. Lass deine Zehen ganz locker und fühl mal, wie schön das ist. Es fühlt sich gut an, entspannt zu sein. Zurück in die Pfütze! Drück noch einmal deine Zehen in den Schlamm hinein. Hilf mit den Beinen nach, indem du sie ganz lang machst. Drück deine Füße tief in den Schlamm, noch etwas weiter. Gut, komm wieder heraus. Entspann deine Füße, entspann deine Beine, entspann deine Zehen. Sei ganz locker, dies ist ein schönes Gefühl! Du fühlst dich gut und warm. Dein ganzer Körper ist jetzt entspannt.

7. **Abschluss**
   Atme noch ein paar Mal ganz ruhig tief ein. Atme durch die Nase ein, tief in deinen Bauch, und atme langsam wieder aus. Sag leise »Entspann dich« zu dir selbst, wenn du ausatmest, und fühle, wie alle Anspannung abfließt. Atme immer langsam und tief aus und fühle, wie du dich bei jedem Ausatmen noch mehr entspannst.

Wenn du nun fertig bist, beweg vorsichtig deine Finger und Zehen, dann deine Beine und Arme und schließlich den ganzen Körper. Wenn du möchtest, streck dich noch einmal und öffne langsam deine Augen. Setz dich vorsichtig wieder hin.[6]

6 In Anlehnung an K. Turner, H. H. Woolford, M. R. Sanders: *Pain Management: A manual to help you manage your pain*, 1993, unveröffentlichtes Manuskript).

## Für Jugendliche ab 12 Jahre

In der Regel wollen Jugendliche ab diesem Alter keine Geschichten oder Texte mehr vorgelesen bekommen. Es bietet sich also an, dass sie in einem Kurs diese Technik erlernen. Vielleicht reicht es aber auch aus, mit Hilfe einer CD speziell für Kinder und Jugendliche die Progressive Muskelentspannung zu üben. Falls in Ihrer Nähe kein Kurs angeboten wird oder Ihr Kind besonders motiviert ist und sofort mit dem Üben anfangen will, bietet folgende Kurzanleitung ebenfalls einen Einstieg in die Technik. Wichtig ist, dass die Übungen immer in der Reihenfolge durchgeführt sollten, in der sie beschrieben sind. Übrigens: Auch Mütter und Väter können von der Muskelentspannung profitieren und zusammen mit ihren Kindern dabei eine Menge Spaß haben.

Natürlich kann die im Buch beschriebene Übung nicht einen Kurs in Muskelentspannung ersetzen. Falls Schwierigkeiten oder Fragen beim Üben auftreten, ist und bleibt ein Kursleiter der kompetenteste Ansprechpartner.

**Anleitung für Jugendliche**

Wenn du während der Durchführung ein leichtes Kribbeln in den Muskeln oder ein Gefühl von Wärme, Schwere oder Leichtigkeit spüren kannst, so ist dies ein gutes Zeichen. Dann lockern sich nämlich die betreffenden Muskelgruppen. Falls du noch nichts spürst, ist das nicht schlimm, da viele Kinder und Jugendliche zwei bis drei Wochen Übung benötigen, bevor sie die körperlichen Anzeichen von Entspannung gut spüren können. Die Übungen ähneln einander sehr. Sinn und Zweck ist es, sie sehr schnell auswendig zu lernen, damit du bei der Durchführung nicht auf ein Buch angewiesen bist.

1. **Hände**
   Balle deine rechte Hand (bei Linkshändern die linke Hand) zu einer Faust, so als wolltest du einen nassen Schwamm ausquetschen. Achte darauf, dass die Anspannung gut spürbar, dabei

aber nicht zu stark ist. Konzentriere dich auf die Anspannung in deiner Hand. Zähl langsam bis zehn und dann lass deine Hand wieder locker. Konzentrier dich nun auf den Unterschied zwischen der Anspannung und der nachfolgenden Entspannung. Möglicherweise kannst du ein leichtes Kribbeln spüren oder ein Gefühl von Wärme, Schwere oder Leichtigkeit.

Balle nun deine linke Hand (bei Linkshändern die rechte Hand) zu einer Faust, so als ob du einen nassen Schwamm ausquetschen möchtest. Achte darauf, dass die Anspannung gut spürbar, dabei aber nicht zu stark ist. Konzentrier dich auf die Anspannung in deiner Hand. Zähl langsam bis zehn und dann lass deine Hand wieder locker. Konzentrier dich nun auf den Unterschied zwischen der Anspannung und der nachfolgenden Entspannung. Achte darauf, ob du ein leichtes Kribbeln oder ein Gefühl von Wärme, Schwere oder Leichtigkeit spüren kannst.

**2. Arme**

Nun achte auf deine Oberarme. Streck beide Arme lang aus. Beuge dann beide Arme, als ob du in den Händen eine Hantel hättest und Muskeltraining machen wolltest. Achte darauf, die Hände dabei locker zu lassen. Konzentrier dich nun auf die Anspannung in deinen Oberarmen. Zähl langsam bis zehn und lass dann wieder los. Konzentrier dich nun auf den Unterschied zwischen der Anspannung und der nachfolgenden Entspannung. Achte wiederum darauf, ob du ein leichtes Kribbeln oder ein Gefühl von Wärme, Schwere oder Leichtigkeit spüren kannst.

Konzentrier dich nun auf deine Oberarme. Streck deine Arme gerade aus uns dreh sie nach oben. Die Handinnenflächen müssten nun nach oben zeigen, wobei die Arme ausgestreckt bleiben. Dann drück die Rückseite der Hände gegen deine Oberschenkel. Auf der Rückseite der Oberarme ist nun eine deutliche Anspannung zu spüren. Lass die Schulter dabei bitte locker und konzentrier dich nun auf die Anspannung auf der Rückseite deiner Oberarme. Zähl langsam bis zehn und lass dann wieder los. Konzentrier dich nun auf den Unterschied zwischen der Anspannung und der nachfolgenden Entspannung. Achte wieder darauf, ob du ein leichtes Kribbeln oder ein Gefühl von Wärme, Schwere oder Leichtigkeit spüren kannst.

Möglicherweise spürst du bereits jetzt eine gewisse Lockerung, Müdigkeit oder Entspannung im Körper. Genieß dieses Gefühl für einen kleinen Moment.

3. **Nacken und Schultern**
Als Nächstes werden Nacken und Schultern angespannt. Dies ist ein Bereich deines Körpers, der sich besonders schnell bei Stress, schwarzen Gedanken oder Gefühlen verkrampft. Deswegen sind in diesem Bereich des Körpers sehr viele Kinder, Jugendliche und Erwachsene angespannt. Es kann also sein, dass du die Verspannung besonders deutlich spürst, wenn du gleich diese Übung machst. Spann deshalb die Muskeln nur so weit an, dass es für dich gut aushaltbar ist. Zieh deine Schultern langsam hinter deine Ohren. Achte darauf, dass dabei dein Kopf gerade bleibt. Wahrscheinlich wirst du sehr deutlich die Anspannung im Nacken und in den Schultern spüren. Konzentrier dich auf die Anspannung, zähl langsam bis zehn und lass dann wieder los. Konzentrier dich nun auf den Unterschied zwischen der Anspannung und der nachfolgenden Entspannung. Wie immer achtest du darauf, ob ein leichtes Kribbeln, ein Gefühl von Wärme, Schwere oder Leichtigkeit spürbar ist.

4. **Gesicht**
Die folgende Übung sollte sofort abgebrochen werden, wenn im Stirn-, Augen- oder Kopfbereich Schmerzen auftreten. Einige Kinder und Jugendliche mit Migräne reagieren empfindlich auf diese Übung. Die meisten Kinder und Jugendlichen empfinden die der Übung nachfolgende Entspannung gerade im Gesichtsbereich als sehr angenehm. Beiß die Zähne zusammen, kneif die Augen zusammen, runzle die Stirn und mach eine Grimasse. Konzentrier dich auf die Anspannung im Gesicht, zähl langsam bis zehn und lass dann wieder los. Richte deine Aufmerksamkeit nun auf den Unterschied zwischen der Anspannung und der nachfolgenden Entspannung. Wie immer achtest du darauf, ob ein leichtes Kribbeln, ein Gefühl von Wärme, Schwere oder Leichtigkeit spürbar ist.

5. **Rücken**
Nun wird der Rücken angespannt. Dies ist ein weiterer Bereich deines Körpers, der sehr sensibel auf Stress, schwarze Gedan-

ken oder Gefühle reagiert. Deshalb sind auch in diesem Bereich des Körpers sehr viele Kinder, Jugendliche und Erwachsene angespannt. Es kann also wiederum sein, dass du die Verspannung besonders deutlich spürst, wenn du gleich diese Übung machst. Spann deshalb die Muskeln nur so an, dass es für dich gut aushaltbar ist. Setz dich gerade hin. Zieh deine Schultern langsam nach hinten, bis die Anspannung im Rücken gut spürbar ist. Achte darauf, dass dabei dein Kopf gerade bleibt. Die Anspannung im Rücken ist in der Regel sehr deutlich spürbar. Konzentrier dich auf die Anspannung, zähl langsam bis zehn und lass dann wieder los. Konzentrier dich nun wie gewohnt auf den Unterschied zwischen der Anspannung und der nachfolgenden Entspannung. Wie immer achtest du darauf, ob ein leichtes Kribbeln, ein Gefühl von Wärme, Schwere oder Leichtigkeit spürbar ist. Zu diesem Zeitpunkt ist dies häufig der Fall. Beobachte deinen Körper einen Moment und fühle, an welchen Stellen im Körper du am ehesten das Gefühl einer angenehmen Entspannung spüren kannst. Richte deine Aufmerksamkeit auf diese Stelle im Körper und genieß dieses Gefühl für eine kleine Weile.

6. **Bauch**
   Nun ist Dein Bauch an der Reihe. Den Bauch spannst du am besten an, indem du ihn einziehst, so als ob du eine enge Hose schließen wolltest. Achte darauf, dass du ruhig weiter atmest. Wie bei allen Übungen konzentrierst du dich auf die Anspannung, zählst langsam bis zehn und lässt dann wieder los. Konzentrier dich nun auf den Unterschied zwischen der Anspannung und der nachfolgenden Entspannung. Achte wieder darauf, ob du ein leichtes Kribbeln oder ein Gefühl von Wärme, Schwere oder Leichtigkeit spüren kannst.

7. **Oberschenkel und Po**
   Nun folgt die anstrengendste Übung der Muskelentspannung. Den Po spannst du an, indem du ihn zusammenkneifst. Gleichzeitig spannst du beide Oberschenkel an. Vermutlich ist diese Anspannung sehr deutlich zu spüren. Konzentrier dich auf die Anspannung im Köper und zähl langsam bis zehn. Konzentrier dich nun auf den Unterschied zwischen der Anspannung und der nachfolgenden Entspannung. Achte wieder darauf, ob du

ein leichtes Kribbeln oder ein Gefühl von Wärme, Schwere oder Leichtigkeit spüren kannst.

8. **Unterschenkel**
Bei der letzten Übung ist es wichtig, dass du ganz entspannt sitzen oder liegen bleibst. Die Unterschenkel spannst du an, indem du beide Füße nach oben Richtung Gesicht anwinkelst. Konzentrier dich auf die Anspannung im Körper und zähl langsam bis zehn. Konzentrier dich nun auf den Unterschied zwischen der Anspannung und der nachfolgenden Entspannung. Achte wieder darauf, ob du ein leichtes Kribbeln oder ein Gefühl von Wärme, Schwere oder Leichtigkeit spüren kannst.

Du kannst den Effekt der Entspannung vertiefen, indem du im Geist die einzelnen Muskelgruppen noch einmal durchgehst. Überprüfe, wie angenehm warm oder entspannt sich deine Hände anfühlen. Deine Arme. Deine Schultern und dein Nacken. Dein Gesicht. Dein Rücken. Dein Bauch. Deine Oberschenkel und dein Po. Deine Unterschenkel. Richte deine Aufmerksamkeit auf jede dieser Stellen im Körper und genieße eine kleine Weile das Gefühl der Entspannung. Wenn du im Geist die einzelnen Muskelgruppen deines Körpers durchgegangen bist, zähle langsam abwärts von zehn bis null. Zehn ... neun ... acht ... sieben ... sechs ... fünf ... vier ... drei ... zwei ... eins ... null. Du öffnest deine Augen wieder, räkelst und streckst dich genüsslich und stehst auf. Wenn du diese Übung beim Schlafengehen machst, bleib einfach liegen und genieße das Gefühl der wohligen Entspannung, bis du eingeschlafen bist.

## Ablenkungstechniken

*Ich kann vorübergehend meine Schmerzen ausschalten!*
Jonas, 13 Jahre,
erklärt seinen Eltern die Ablenkungstechnik

Ablenkungstechniken helfen uns, die Konzentration auf die Schmerzen zu verringern. Dadurch treten diese etwas in den Hintergrund und die Schmerzen werden weniger. Es gibt eine

Fülle verschiedenster Ablenkungsstrategien, mit denen Sie Ihr Kind in der Schmerzbewältigung unterstützen können. Sie sind in ihrer Wirksamkeit, ähnlich wie die Progressive Muskelentspannung nach Jacobson, wissenschaftlich sehr gut belegt. Allerdings ist anzumerken, dass gute Ablenkungsfähigkeiten allein nicht ausreichen. So haben viele Kinder und Jugendliche, die sich gut ablenken können, v. a. abends beim Einschlafen Probleme, da ihnen dann die Ablenkungsmöglichkeiten fehlen.

Unserer Erfahrung nach dienen Ablenkungsstrategien sowie alle beschriebenen Techniken und Maßnahmen vorrangig dazu, die Hilflosigkeit in Bezug auf die Schmerzen zu verringern. Ziel ist es, dass die Schmerzen als weniger bedrohlich wahrgenommen werden und den Schmerzen somit weniger Aufmerksamkeit zuteil wird. Grob gesagt gilt die Formel: Je gleichgültiger man dem Schmerz gegenübersteht, je mehr man ihn akzeptiert, desto eher wird er in den Hintergrund der Aufmerksamkeit rücken und somit nach und nach schwächer werden. Die folgenden beiden Aufmerksamkeitstechniken sollen eine Hilfestellung geben.

**Das Ablenkungs-ABC (ab 6 Jahre)**

Diese Technik ist denkbar einfach in der Durchführung und kann prinzipiell überall angewendet werden. Es geht darum, die Aufmerksamkeit auf ein Thema zu richten und im Geiste alphabetisch alles durchzugehen, was dir zu diesem Thema einfällt. Als Beispiel sollen Automarken dienen: Wenn du also Schmerzen hast, geh im Geist die Automarken durch, die du kennst (A – Audi, B – BMW, C – Citroën, D – Daihatsu usw.). Natürlich sind viele Möglichkeiten denkbar, z. B. kann das Ablenkungs-ABC auch auf einzelne Autotypen erweitert oder beschränkt werden (also etwa M – Mondeo von Ford).

Im Folgenden findest du eine Liste von Themen, die uns Kinder und Jugendliche bisher genannt haben. Obwohl diese Übung wirklich sehr einfach ist, wirkt sie teilweise selbst bei sehr starken Schmerzen erstaunlich gut. Noch besser funktioniert sie, wenn man sie zu mehreren macht, sich das Ausgedachte im Kopf als Foto (oder Film) vorstellt und/oder sich vorstellt, was man hört (z. B. die Tierlaute bei »Tiere« oder Teile des Songs bei »Songs, Sänger oder Bands«):

- Alles, was man kaufen kann
- Alles, was du gerade siehst
- Szenen, Orte oder Personen aus dem Lieblingsbuch oder Lieblingsfilm
- Berufe
- Tiere
- Länder
- Schimpfwörter
- Englische Vokabeln
- Serien im Fernsehen
- Fußballspieler
- Computer-Spiele
- Anziehsachen
- Chaos-ABC (alles erlaubt, auch Fantasiewörter oder Wörter wie z. B. »a = aha!«, »i = igitt!« oder »u=und«)
- Namen
- Songs, Sänger oder Bands

## Die 54321-Ablenkungstechnik (ab 12 Jahre)

Jonas, 13 Jahre, hat diese Ablenkungstechnik folgendermaßen zusammengefasst:

»Diese Methode wurde früher von Mönchen entwickelt und angewandt, wenn sie sich konzentrieren wollten. Damit konnten sie verhindern, dass ihre Gedanken in die Vergangenheit oder Zukunft abschweifen.«

Zunächst betrachtet man fünf verschiedene Dinge und macht sich bewusst, dass man das tut. Man kann dabei sagen oder denken: »Ich sehe ein Messer!« oder »Ich sehe einen Stift!«. Danach konzentriert man sich auf fünf verschiedene Geräusche: »Ich höre das Plätschern der Pumpe in meinem Aquarium« oder

»Draußen fährt ein Auto vorbei und ich höre den Motor«. Anschließend konzentriert man sich auf fünf verschiedene Körperwahrnehmungen und denkt oder sagt dabei z. B.: »Ich nehme wahr, dass ich meinen rechten Fuß mehr belaste als den linken« oder »Meine Hände sind ganz warm«. Wenn man das gemacht hat, fängt man wieder von vorn an und nimmt dieses Mal von jedem Bereich vier Wahrnehmungen, danach macht man alle Gebiete durch mit drei, dann mit zwei und schließlich nur noch mit jeweils einer Wahrnehmung.

**Anleitung**

Mach es dir möglichst bequem und lass die Augen erst einmal geöffnet. Es ist eigentlich nur wichtig, dass es dir gelingt, dich auf das zu konzentrieren, was du gerade siehst, hörst oder spürst. Da wir Menschen darin nicht gerade gut trainiert sind, mag es sein, dass dir die Übung schwerer vorkommt, als sie sich anhört; es kann aber auch sein, dass sie dir sofort gut gelingt.

Sag in Gedanken, was du im Moment gerade wahrnimmst. Du kannst dich aber auch einfach nur auf deine Wahrnehmung konzentrieren.

| »Ich sehe ...« | »Ich höre ...« | »Ich spüre ...« |
|---|---|---|
| 5 Mal | 5 Mal | 5 Mal |
| 4 Mal | 4 Mal | 4 Mal |
| 3 Mal | 3 Mal | 3 Mal |
| 2 Mal | 2 Mal | 2 Mal |
| 1 Mal | 1 Mal | 1 Mal |

Ein paar Tipps:

1. Es ist in Ordnung, wenn du immer wieder das Gleiche siehst, hörst, spürst.
2. Wenn z. B. während der Phase des Sehens Geräusche stören, geh einfach zum Hören über und mach danach wieder beim Sehen weiter.
3. Wenn du durcheinander gerätst mit der Abfolge der Übung, ist dies ein Zeichen, dass du es gut machst.

4. Laut zu sprechen und die eigene Stimme zu hören hilft manchen bei der Übung. Andere konzentrieren sich lieber nur auf das, was sie sehen, hören und spüren.
5. Die Reihenfolge 5-4-3-2-1 ist nur ein Vorschlag. Eine beliebte Variante ist z. B. die kürzere 3-2-1-Übung.
6. Experimentiere mit der Geschwindigkeit und damit, welche Sinneswahrnehmung dir am leichtesten fällt.
7. Für manche ist es einfacher, sich auf mehrere Sinne gleichzeitig zu konzentrieren.

Wenn man viel Übung hat, kann man dabei sehr schnell werden, und dann kann es mir gelingen, dass ich wirklich gar nichts anderes mehr denke oder merke. In meinem Fall gab es allerdings Schwierigkeiten bei der Übung im Bereich der Körperwahrnehmung. Jedes Mal, wenn ich an diese Stelle kam, merkte ich, dass ich ganz starke Schmerzen hatte, denn die habe ich ja fast immer. Und sofort war der Effekt der Übung vorbei. Darum wurde vereinbart, dass ich diesen Teil der Übung auslassen müsse. Und dadurch klappte es wirklich ganz gut, und ich kann vorübergehend die Wahrnehmung meiner Schmerzen ausschalten. Wenn mir das für einen langen Zeitraum gut gelänge, würde das Schmerzgedächtnis im Gehirn das Schmerzsignal vergessen, und es würde mir besser gehen. Allerdings kann die Übung sehr anstrengend sein, so dass ich allein davon ganz müde werde.«

Einige Jugendliche berichten, dass ihnen die Übung zu lange dauert. Für sie ist eine verkürzte Version (3-2-1-Variante) sinnvoller. Zuweilen muss man ein wenig ausprobieren, welche Variante am besten zu einem passt. Manche können sich z. B. kaum auf das Hören konzentrieren – dann kann man das auch weglassen. Andere können sich nur auf das Hören konzentrieren – auch o. k. Entscheidend ist, dass man sich mit seiner Aufmerksamkeit auf die Dinge konzentriert, die gerade *jetzt* passieren und damit die Körperselbstaufmerksamkeit oder ungünstige Gedankengänge unterbricht.

## Bauchatmung

Mit dieser Atemübung kannst du lernen, dich bei Bauchschmerzen so weit zu entspannen, dass auch die Schmerzen weniger werden.

**Anleitung**

1. Leg dich bequem hin und mach es dir gemütlich. Nichts und niemand sollte dich jetzt stören.
2. Leg deine Hände auf den Bauch und atme langsam und tief durch die Nase ein und aus. Sende die Luft so tief in deine Lungen hinein, wie du kannst. Wenn du tatsächlich bis in den Bauch atmest, hebt sich deine Hand beim Einatmen und sinkt wieder beim Ausatmen. Deine Brust sollte sich nur ein wenig bewegen, während dein Bauch sich richtig wölbt. Während du einatmest, hilft dir vielleicht die Vorstellung, dass du einen Ballon in deinem Bauch mit Luft füllst.
3. Wenn du tief eingeatmet hast, halte den Atem für einen Moment an und atme dann langsam durch die Nase oder den Mund aus, je nachdem, was du lieber magst.
4. Atme zehn Mal hintereinander langsam und tief ein und aus. Versuche, möglichst sanft und gleichmäßig zu atmen. Nimm nicht nur einen schnellen Atemzug und lass die Luft beim Ausatmen auch nicht schnell entweichen, sondern ganz allmählich.
5. Wenn du das Gefühl hast, dass dir schwindelig wird, während du die Atemübung machst, setz für eine Minute aus und fang dann wieder an.

Du kannst diese Übung ausweiten, indem du zwei oder drei Durchgänge mit jeweils zehn Atemzügen hintereinander machst. Schon fünf Minuten Bauchatmung werden an deinem Körpergefühl etwas ändern, vor allem, wenn du dich vorher angespannt oder nervös gefühlt hast.

## Eine schöne Zukunft

*Immer wenn ich den Brief lese, weiß ich,*
*dass ich es schaffen werde!*
Peter, 16 Jahre

Eine sehr schöne Möglichkeit, sich selbst die derzeitigen Schwierigkeiten, aber auch eigene Fähigkeiten und Lösungen zu vergegenwärtigen, ist ein an sich selbst gerichteter Brief aus der Zukunft. Darin beschreibt man, wie es einem in zwei, drei, vier oder vielleicht auch fünf Jahren gelungen sein wird, die Schwierigkeiten in seinem Leben zu lösen, und welche Wünsche und Ziele somit in Erfüllung gegangen sind. Diese Technik wird abgewandelt mit großem Erfolg in verschiedenen Therapieansätzen eingesetzt. Ziel ist es, die Aufmerksamkeit wieder mehr auf die eigenen Fähigkeiten und Ideen für die Bewältigung der aktuellen Probleme zu lenken, anstatt ohne Erfolg immer wieder über die derzeitigen Probleme selbst nachzudenken. Zudem hilft es, eine zukunftsgerichtete und lösungsorientierte Perspektive einzunehmen. Normalerweise sollte diese Übung nur im Rahmen einer Therapie angewendet werden. Da sie mitunter ungeahnte Kräfte wecken kann, soll sie auch in diesem Ratgeber vorgestellt werden.

**Hinweis**
Ihr Kind sollte sich für diese Übung viel Zeit nehmen (mindestens zwei Stunden), erste Erfolge in der Schmerzbewältigung gehabt haben sowie den Zusammenhang zwischen Gefühlen und Schmerzen nachvollziehen können.

Als Beispiel sei hier der sehr eindrückliche Brief von Iris, 17 Jahre, wiedergegeben. Iris leidet seit vielen Jahren an einer rheumatischen Erkrankung. Belastende Lebensereignisse, die Angst vor den Schmerzen, gepaart mit Resignation und einer hohen Körperselbstaufmerksamkeit führten schließlich dazu, dass sich zudem eine Schmerzstörung entwickelte. In ihrem fiktiven Brief an sich selbst beschreibt Iris, welche Wünsche und Ziele sie mit 19 Jahren erfüllt bzw. erreicht haben möchte und was genau in der Zwischenzeit geschehen muss, damit sie diese Ziele auch mit Schmerzen erreichen kann.

**Iris, 17 Jahre**

*»Hallo, liebes Ich!*
*Endlich habe ich es geschafft! Ich bin auf einer Fachhochschule und studiere Rechtspflege. Im Moment läuft alles so, wie Du es Dir erhofft hast. Der Studiengang macht riesigen Spaß, auch habe ich hier neue Freunde gefunden. Mit meinen Freundinnen aus der alten Schule habe ich sogar eine WG gegründet. Du weißt gar nicht, was für einen Spaß wir tagein, tagaus haben. Selbst das Lernen fällt mir mit ihnen zusammen leichter, aber das Beste an der Fachhochschule ist, dass mein Freund nur eine halbe Stunde entfernt lebt. So kann ich mit meinem Roller einfach zu ihm fahren, und wir können uns relativ oft sehen.*

*Aber bis ich an diesem Punkt angekommen bin, war es ein langer, anstrengender Weg. Nach dem Aufenthalt in Datteln war es besonders schwer, da sich mein Tagesablauf und -rhythmus sehr verändert hatte. Heute lege ich mich nicht mehr hin, wenn es mir schlecht geht und ich Schmerzen habe, sondern mache einfach weiter, so als ob nichts wäre. Meine Freunde unterstützen mich dabei, indem sie mich dazu bringen, immer neue Dinge zu tun. Ich habe einfach keine Zeit mehr dazu, mich auf meine Schmerzen zu konzentrieren.*

*Ein weiterer Punkt, den ich überwinden musste, war, mein Abitur so gut wie möglich zu bestehen. Dabei hat mir das Wiederholen der elften Klasse sehr geholfen, da ich einen Neuanfang starten konnte. Von da an habe ich meine Lerneinstellung und meinen Lernrhythmus um 180 Grad gedreht, weil ich einfach ein Ziel vor Augen hatte, das ich unbedingt erreichen wollte. Auch wenn ich viel lernte, kamen meine Freunde nicht zu kurz. Wir unternahmen, im Gegensatz zu früher, relativ viel zusammen. Sei es, dass wir in unser Stammcafé, ins Kino und so weiter gegangen sind, oder dass wir uns einfach so zum Weibertratsch getroffen haben. Alles in allem war es eine anstrengende, doch schöne Zeit, und ich hoffe, Dir wird es auch so ergehen wie mir. Was heißen soll, dass ich weiß: Du kannst es schaffen!*

*Dein Ich in zwei Jahren!«*

# Alarmzeichen für eine schnelle Abklärung

Dieses Kapitel weist auf einige Alarmzeichen hin, die eine schnelle organische oder psychologische Abklärung nach sich ziehen sollten. Selbst wenn einige der beschriebenen (körperlichen oder psychischen) Alarmsymptome auf Ihr Kind zutreffen, sollten Sie ruhig bleiben. Falls es sich um körperliche Alarmzeichen handelt, so besprechen Sie diese mit Ihrem Kind und Kinderarzt. Falls es sich um einige Alarmsymptome aus dem Bereich psychischer Störungen handeln sollte, beobachten Sie diese erst einmal ein paar Tage und sprechen Sie darüber mit Ihrem Kind und anderen, die Ihr Kind kennen. Manchmal handelt es sich einfach um eine Krise, die wieder vorbeigeht. Wenn die von Ihnen beobachteten Symptome in der Vergangenheit allerdings schon häufiger aufgetaucht sind oder seit einiger Zeit immer mehr zunehmen, sollten Sie nicht zögern und eine kinder- und jugendpsychiatrische oder -psychotherapeutische Ambulanz aufsuchen.

## Wann Sie sich an einen Kinderarzt wenden sollten

Suchen Sie unbedingt einen Arzt auf, wenn die Schmerzen bei Ihrem Kind mit Veränderungen einhergehen wie

- Gewichtsabnahme,
- Ausbleiben des Längenwachstums,
- Fieber,
- Erbrechen auch außerhalb von Migräneattacken,
- vermehrtem Durchfall,
- blutigen oder schleimigen Stühlen,

- Veränderungen an Haut, Schleimhäuten, Gelenken,
- Krampfanfällen oder
- Wesensveränderungen.

Suchen Sie ebenfalls mit Ihrem Kind einen Arzt auf, wenn die Schmerzen

- Ihr Kind nachts erwachen lassen,
- den Bauch betreffen und in Abhängigkeit mit der Nahrungsaufnahme vorhersagbar auftreten,
- den Rücken oder die Gelenke betreffen und trotz Sportpause anhalten oder stärker werden oder sich nicht schnell bessern,
- den Kopf betreffen und sich plötzlich in ihrer Art und Weise, Häufigkeit oder Stärke verändern oder gehäuft in den frühen Morgenstunden auftreten.

## Wann Sie sich an einen Kinder- und Jugendpsychotherapeuten wenden sollten

In der folgenden Tabelle sind einige Symptome häufiger psychischer Störungen aufgelistet. Sie lehnt sich an das bereits erwähnte internationale Diagnosemanual der Ärzte (ICD-10) an; einige Fachausdrücke wurden aber der besseren Verständlichkeit halber in die deutsche Sprache »übersetzt«

Diese Liste ist natürlich nicht vollständig, sollte aber ausreichen, um einen groben Überblick zu vermitteln, worauf zu achten ist. Auf keinen Fall ist sie dazu geeignet, dass Sie zu Hause für sich eine Diagnose stellen. Sie soll lediglich die Frage beantworten, ob Ihr Kind Unterstützung nicht nur hinsichtlich seiner Schmerzen, sondern auch in anderen Bereichen benötigt. In jedem Fall sollten Sie einen auf Kinder und Jugendliche spezialisierten Psychotherapeuten zu Rate ziehen, sobald auch nur ein Punkt aus den Bereichen »Essstörung« oder »dissoziale Verhaltensweisen« auf Ihr Kind zutrifft.

| **Symptome häufiger psychischer Störungen (in Anlehnung an die ICD-10)** | | |
|---|---|---|
| Verzehr großer Nahrungsmengen mit Kontrollverlust, Erbrechen, Verwendung von Abführmitteln | ➡ | Essstörung |
| Schlafstörungen, trauriger Gesichtsausdruck, wechselnder Appetit, sozialer Rückzug, generalisierte negative selbstbezogene Gedanken | ➡ | depressive Verstimmung |
| Unkonzentriertheit, Unruhe, mangelnde Impulskontrolle | ➡ | Aufmerksamkeits-defizitsyndrom |
| deutliches Vermeidungsverhalten von angstbesetzten Situationen, unsicherer Gesamteindruck, viele Sorgen | ➡ | Angststörung |
| Alpträume, erhöhte Schreckhaftigkeit, deutlicher Abfall schulischer Leistungen, Interessenverlust | ➡ | Posttraumatische Belastungsstörung |
| Stehlen, ständiges Nichtbeachten von Regeln, aggressive Verhaltensweisen, Schulschwänzen, Einnahme von Drogen | ➡ | dissoziale Verhaltensweisen |

Auch sonst empfiehlt es sich, je nach Schweregrad der einzelnen Symptome und Beeinträchtigung durch sie lieber nicht zu lange zu zögern – vor allem, wenn der Verdacht besteht, dass belastende (traumatische) Lebenserfahrungen eine Rolle in der Schmerzsymptomatik spielen. Gerade zu Beginn einer solchen Symptomatik können viele Schwierigkeiten mit wenig Aufwand gelöst werden. Den Kindern und Jugendlichen, aber auch ihren Eltern wird somit unter Umständen ein langer Leidensweg erspart. Erwachsene zögern oft viele Jahre, bevor sie einen Psychotherapeut aufsuchen. Lassen Sie es im Ernstfall bei Ihrem Kind nicht dazu kommen.

# Zu guter Letzt

Alle bekannten Therapiemethoden, Techniken, Strategien sowie Kontaktmöglichkeiten aufzuführen, überschreitet bei weitem die Möglichkeiten eines Ratgebers. Es war das primäre Ziel dieses Buches, Sie als Eltern und durch Sie auch Ihr Kind mit Hintergrundwissen und Informationen über hilfreiche Verhaltensweisen bei chronischen Schmerzen zu versorgen. Es sollte deutlich geworden sein, wie und wodurch chronischer Schmerz entsteht und aufrechterhalten wird, welche Verhaltensweisen und Einstellungen hilfreich sind und zu einer Verbesserung der Schmerzproblematik beitragen und welche nicht.

An dieser Stelle sei noch einmal darauf hingewiesen, dass auch dieser Ratgeber keinen Ersatz für eine professionelle schmerztherapeutische Behandlung darstellt und somit nicht zur Selbsttherapie geeignet ist. Sie sollten in jedem Fall den Arzt oder Therapeuten Ihres Vertrauens über die Maßnahmen informieren, zu denen Sie sich (zusammen mit Ihrem Kind) entschlossen haben. Möglicherweise hat er ja weitere oder auch alternative Anregungen. Abgesehen davon benötigen viele Kinder und Jugendliche, aber auch ihre Eltern, einen Ansprechpartner, falls Fragen oder Schwierigkeiten bei der Umsetzung der beschriebenen Maßnahmen auftreten. Und schließlich ist der Arzt oder Therapeut auch der richtige Adressat, wenn Sie keine Verbesserung der Schmerzsituation bemerken.

Bei der Umsetzung der Maßnahmen sollten Sie nicht vergessen, nach etwa vier, spätestens sechs Wochen die durchgeführten Maßnahmen daraufhin zu überprüfen, ob sich die Schmerzproblematik verbessert hat. Wenn sie unverändert besteht oder sich gar verschlechtert hat, sollten Sie mit Ihrem Arzt oder Therapeuten und Ihrem Kind überlegen, ob es nicht an der Zeit ist, Kontakt mit einer der im Anhang genannten spezialisierten Einrichtungen aufzunehmen. Dies sollten Sie auf jeden Fall tun, sobald Ihr Kind wegen der Schmerzen und trotz Ihrer Bemühungen, es umzustimmen, länger als zwei Wochen die Schule nicht besucht. Die Wartezeiten in allen spezialisierten Einrichtungen sind lang, und es ist eher unwahrscheinlich, dass der Schmerz von allein wieder verschwindet.

Wir wünschen Eltern wie Kindern und Jugendlichen, dass es dazu nun nicht mehr kommen muss. Vielleicht ist es aber auch tröstlich zu wissen, dass es selbst in solchen Situationen Hilfe zur Selbsthilfe gibt. Wer beginnt, sich aktiv von seinen Schmerzen abzulenken, seine Denkmuster in Bezug auf Schmerzen zu verändern, den Schmerz ein wenig mehr zu akzeptieren und somit sein Leben wieder selbst in die Hand zu nehmen, wird merken, dass es ihm nach und nach besser geht und die Schmerzen in den Hintergrund treten. Die meisten der hier beschriebenen Maßnahmen und Techniken sind zudem nicht nur bei Schmerzen, sondern auch bei Stress und Ängsten eine wirksame Hilfe im Alltag. Somit führt häufiges Üben nicht nur dazu, dass es einem mit den Schmerzen, sondern auch generell im Leben besser geht.

Dieser Weg erleichtert also die Rückkehr in ein normales Leben. Und eine solche Rückkehr ist möglich, das beweisen uns Tag für Tag die vielen Kinder oder Jugendlichen und ihre Eltern, mit denen wir zusammenarbeiten. Die Kinder und Jugendlichen, die dieses Buch gelesen haben, können an dieser Stelle den Brief an sich selbst schreiben, der im Abschnitt »Eine schöne Zukunft« auf S. 168 empfohlen ist. Auf diesem Weg wünschen wir Euch von Herzen die Kraft, den Mut und das nötige Durchhaltevermögen, um zu dieser schönen Zukunft zu gelangen.

# Anhang

## Weitere Therapiemethoden

### Biofeedback

Biofeedback ist ein psychologisches und gleichzeitig physiologisches (= körperliches) Trainingsverfahren, das – meist per Bildschirm – Auskunft darüber gibt, wie stark im Moment z. B. die Muskelanspannung (häufig in Nacken und Rücken) ist. Über die Rückmeldung des Geräts kann jedes Kind steuern, was es tun muss, um die körperlichen Vorgänge in die gewünschte Richtung zu beeinflussen.

Biofeedback ist in seiner Wirksamkeit ein sehr gut überprüftes und wissenschaftlich anerkanntes Verfahren der Schmerztherapie. Meist wird in der Schmerztherapie ein Elektromyographisches oder EMG-Biofeedback genutzt, um die Muskelanspannung in der verspannten Muskelregion positiv zu beeinflussen. Ein weiterer Vorteil des Verfahrens ist, dass die Körperselbstwahrnehmung hinsichtlich Stress und Verspannungen gesteigert wird. Damit kann Biofeedback als »Frühwarnsystem« Hinweise auf stressbedingte Verspannungen geben. Bei Migräne lernen die Patienten, die Blutgefäße im Kopf über Biofeedback so zu beeinflussen, dass das schmerzhafte Weitstellen der Blutgefäße während einer Migräneattacke weniger drastisch ausfällt.

Biofeedback wird mittlerweile für sehr viele verschiedene Körpervorgänge eingesetzt, von der Atemfrequenz bis hin zur Beeinflussung der Hirnströme. Auch für Kinder und Jugendliche ist das Verfahren geeignet. Die Durchführung und Anleitung gehört allerdings in die Hände eines dafür ausgebildeten Arztes oder Therapeuten. Die Erfolgswahrscheinlichkeit hängt unserer Erfahrung nach stark davon ab, ob der Arzt oder Therapeut einen guten Zugang zu dem Kind oder Jugendlichen hat. Der Sympathiegrad sollte also in jedem Fall bei der Wahl des Arztes oder Therapeuten berücksichtigt werden.

## Transkutane Elektrische Nervenstimulation (TENS)

Diese Methode wurde in den 1970er-Jahren entwickelt. Man versteht darunter eine elektromedizinische Reizstromtherapie mit einem schwachen Wechselstrom niedriger Frequenz. Dabei werden über Elektroden, die in der Nähe der schmerzenden Stellen platziert werden, elektrische Impulse auf die Hautoberfläche übertragen. Der Reiz selbst ist meist nicht schmerzhaft, kann aber zu einem Kribbeln führen. Die Stärke des Stromreizes wird individuell festgelegt und ist über einen Regler am TENS-Gerät jederzeit beeinflussbar. Ziel dieser Therapie ist es, die der Schmerzleitung dienenden (= afferenten) Nervenbahnen dergestalt zu beeinflussen, dass die Schmerzweiterleitung zum Gehirn herabgesetzt oder verhindert wird. Mit anderen Worten: Die Schmerzschwelle der zum Gehirn führenden Nervenbahnen wird durch TENS heraufgesetzt. Zudem werden die körpereigenen Schmerzhemmmechanismen im Rückenmark aktiviert.

TENS ist ein wissenschaftlich überprüftes Verfahren, das als unterstützende Therapiemaßnahme bei spannungsbedingten chronischen Schmerzen (z. B. Spannungskopfschmerz oder Rückenschmerzen) eingesetzt wird. Wir haben sehr unterschiedliche Erfahrungen mit der TENS-Anwendung gemacht. Einige Kinder und Jugendliche waren regelrecht begeistert, andere gaben hingegen schon bei geringen Reizstromstärken an, dass der Stromreiz für sie unangenehm sei. Als alleinige Therapiemaßnahme bei chronischen Schmerzen im Kindes- und Jugendalter ist TENS definitiv nicht zu empfehlen, als unterstützende Therapiemaßnahme aber sehr wohl geeignet.

In jedem Fall sollte die Anleitung durch geschultes Fachpersonal erfolgen, da nur dieses entscheiden kann, wo die Elektroden zu platzieren sind. Außer den erwähnten unangenehmen Hautempfindungen gibt es keine Nebenwirkungen.

## Autogenes Training (AT)

Das Autogene Training ist wissenschaftlich überprüft, ist bei Kindern und Jugendlichen allerdings eher weniger beliebt. Vor allem Jungen haben Schwierigkeiten mit dieser Methode. Aufgrund der besseren Anwendbarkeit vor und während Klassenarbeiten, im Unterricht oder im Alltag ist die Muskelentspannung nach Jacobson vorzuziehen. Bei Jugendlichen, die sich gut Bilder vorstellen und Ruhe aushalten können, kann das AT jedoch eine Alternative sein.

Unserer Erfahrung nach lassen sich gerade von Kindern und Jugendlichen die positiven Effekte des Autogenen Trainings nur sehr bedingt in den Stress des Alltags übertragen, da es in einer ruhigen Umgebung erlernt wird. Auch profitieren viele Kinder und Jugendliche, die abends das AT erfolgreich und gern als Einschlafhilfe nutzen, davon tagsüber bei Stress, Frust, Wut oder Angst nicht. Insgesamt ist das Autogene Training ein vor allem bei Erwachsenen wissenschaftlich überprüftes, effizientes Entspannungsverfahren, für Kinder und Jugendliche allerdings nur bedingt geeignet. Die besten Erfahrungen damit machen in der Regel weibliche Jugendliche mit ausgeprägtem bildlichen Vorstellungsvermögen, die schon etwas älter sind.

## Akupunktur

Akupunktur hat in den letzten Jahren in den Medien große Aufmerksamkeit erfahren. Viele Eltern verstehen darunter eine ganzheitliche, Körper und Geist positiv beeinflussende sanfte Schmerztherapie, die ohne Medikamente auskommt.

Zahlreiche groß angelegte Studien zur längerfristigen Wirksamkeit von Akupunktur haben gezeigt, dass Akupunktur durchaus einen wissenschaftlich nachweisbaren Effekt in der Schmerztherapie hat – nur leider nicht bei jedem und bei weitem nicht in dem Maße, wie es manchmal dargestellt wurde. Geeignet ist sie in jedem Fall als zusätzliches Verfahren bei der Behandlung chronischer Rückenschmerzen im Erwachsenenalter. Ein Nutzen bei anderen Schmerzarten konnte bislang nicht festgestellt werden; außerdem lassen sich diese Erkenntnisse nicht eins zu eins auf Kinder und Jugendliche übertragen.

Häufig vernachlässigt wird auch die Tatsache, dass Akupunktur schmerzhaft sein kann. Einige Kinder und Jugendliche haben Angst vor Nadeln oder spitzen Gegenständen. In unserer Kinderschmerzambulanz wenden wir mittlerweile kaum mehr dieses Verfahren an, weil sogar unsere in Traditioneller Chinesischer Medizin und Akupunktur ausgebildeten Fachärzte für Schmerztherapie zu selten nachhaltige positive Effekte erzielen konnten. Zudem stellten sich Erfolge durch spezifisch schmerzpsychotherapeutische Verfahren viel schneller und nachhaltiger ein. Schlussendlich sollte bedacht werden, dass auch Akupunktur Ihrem Kind keine Bewältigungsstrategie an die Hand gibt – Ihr Kind bleibt weiterhin passiv. Falls Sie sich also für einen Behandlungsversuch mit Akupunktur entscheiden, sollten Sie Ihr Kind dennoch z. B. mit Hilfe dieses Buchs dabei unterstützen, auch aktiv gegen seine Schmerzen vorzugehen.

## Homöopathie

Auch bei einer homöopathischen Behandlung bleibt Ihr Kind, wie bei der Akupunktur, passiv, »schluckt« ein (teures) Mittel und lernt nicht, wie es seinen Schmerz aktiv bewältigen kann. Homöopathische Verfahren wurden ebenfalls wissenschaftlich untersucht. Dabei stellten sie sich zwar nicht als wirkungslos heraus, waren allerdings in ihrer Wirkung bei chronischen

Schmerzen einer Placebo-Behandlung nicht überlegen: Das heißt, dass Kinder und Jugendliche, die wirkungslose (da z. B. mit Zucker gefüllte) »Globuli« zu sich nahmen, eine ebenso gute Verbesserung ihrer Schmerzsituation angaben wie Kinder und Jugendliche, die spezielle homöopathische Globuli zu sich nahmen. Dieser Placebo-Effekt ist übrigens nur ein weiterer Beweis für die enorme Macht unserer Gedanken und Erwartungen in der Schmerztherapie (und nicht nur dort, sondern überall in Medizin, Psychologie und Naturheilkunde zu beobachten).

In jedem Fall waren die durch Homöopathie erzielten Behandlungserfolge denjenigen einer spezifischen schmerztherapeutischen Behandlung deutlich unterlegen. Das soll nicht bedeuten, dass homöopathische Verfahren generell wirkungslos sind. Es gibt jedoch wesentlich preiswertere (da von der Krankenkasse bezahlte) und effektivere Maßnahmen, Ihr Kind zu unterstützen. Falls Sie gute Erfahrungen mit der Homöopathie gemacht haben, sollten Sie dennoch dafür sorgen, dass Ihr Kind zusätzlich eine Methode der aktiven Schmerzbewältigung erlernt. Es soll nicht glauben, dass nur die Einnahme von Arzneimitteln ihm hilft.

## Ernährung und Schmerz

Es ist wissenschaftlich nachgewiesen, dass die Ernährung Einfluss auf das schmerzverarbeitende System im Gehirn hat. Leider wird nur allzu oft Einfluss mit Ursache verwechselt. Natürlich gibt es tatsächlich nahrungsabhängige Bauchschmerzen, das wird jeder von uns aus eigener Erfahrung bestätigen können. Diese sind aber einfach zu identifizieren und haben nichts mit einem Dauerschmerz zu tun.

Der Einfluss von Ernährung auf einen chronischen Schmerz wird indes überschätzt. Viele Studien konnten zeigen, dass entgegen der landläufigen Meinung die Migränehäufigkeit nicht mit einer bestimmten Ernährung beeinflusst werden kann. Die meisten Diäten, bei denen bestimmte Lebensmittel weggelassen werden, sind letztlich nur Ausdruck von Denkfalle 2 (»Der Schmerz ist organisch bedingt!«) und werden Ihrem Kind kaum bei der Schmerzbewältigung helfen, sondern sich stattdessen mit einiger Wahrscheinlichkeit sogar negativ auf die Lebensqualität auswirken. Zudem besteht die Gefahr einer Mangelernährung, wenn Ihr Kind viele der »neuen« Lebensmittel nicht mögen sollte.

Natürlich ist eine ballaststoffreiche und möglichst frische Mischkost optimal für die Entwicklung Ihres Kindes (wie auch jedes gesunden Kindes), da sie dem Körper ausreichend Vitamine und Mineralstoffe zuführt. Eine spezielle Diät bei chronischen Schmerzen ist jedoch nicht erforderlich.

## Massage

Die wohltuende Wirkung einer Massage ist hinlänglich bekannt, prinzipiell ist daher gegen eine Massage bei chronischen Schmerzen nichts einzuwenden. Langfristig kommt es dadurch unserer Erfahrung nach jedoch nicht zu einer Verbesserung der Schmerzproblematik, und bei starken Verspannungen kann Massage sogar zu stärkeren Schmerzen führen.

Hingegen wenden wir sanfte Massagen (z. B. mit einem Igelball) zu einem ganz anderen Zweck an: Die Kinder und Jugendlichen sollen ihren Körper auch einmal als angenehm erleben. Darüber hinaus hat die Durchführung einer Massage auch einen sozialen Aspekt, da man sich in der Regel nicht selbst massiert. Eine kleine Massage z. B. mit einem Igelball abends als Belohnung dafür, dass Ihr Kind sich den ganzen Tag seinen Schmerzen gestellt hat, ist sicherlich eine sehr förderliche Maßnahme. Damit unterstützen Sie die aktive Schmerzbewältigung und helfen Ihrem Kind gleichzeitig, seinen Körper als angenehm zu erleben.

## Psychotherapie

Die Erfolge der psychologischen Schmerztherapie sind mittlerweile unumstritten und Grundbestandteil eines jeden wissenschaftlich fundierten schmerztherapeutischen Behandlungsprogramms. Dabei lernen die Kinder und Jugendlichen zunächst, mit ihren Schmerzen umzugehen.

Noch immer sind in Deutschland nur sehr wenige Psychotherapeuten (weniger als 0,1 Prozent aller Psychotherapeuten) im Bereich Schmerzpsychotherapie ausgebildet. Daher sollten Sie und Ihr Kind im Rahmen einer ambulanten Psychotherapie selbst deutlich machen, dass das Erlernen von Strategien im Umgang mit chronischen Schmerzen zu Beginn der Therapie im Vordergrund steht. Allein das wird anfangs anstrengend genug werden, weil es viele Veränderungen im Denken und im Verhalten mit sich bringt. Häufig sind Kinder und Jugendliche, die unter chronischen Schmerzen leiden, ängstlicher und teilweise auch bedrückter als andere Kinder und Jugendliche in ihrem Alter – und zwar schon vor Beginn der Schmerzerkrankung. Andere Kinder und Jugendliche, die unter chronischen Schmerzen leiden, sind ängstlicher und bedrückter als andere Kinder und Jugendliche in ihrem Alter *infolge* der Schmerzerkrankung. Falls also ein verbesserter Umgang mit den Schmerzen oder sogar verringerte Schmerzen kaum eine Verbesserung der Grundstimmung zur Folge haben oder Ihr Kind sich nach wie vor zurückzieht, ist aller Wahrscheinlichkeit nach davon auszugehen, dass Ihr Kind eine ambulante Psychotherapie nicht nur zur Bewältigung von Schmerzen benötigt.

Besondere Achtsamkeit ist auch bei jenen Kindern und Jugendlichen angezeigt, die kaum motiviert sind, selbst etwas zur Verbesserung ihrer Schmerzproblematik zu unternehmen. In solchen Fällen spielen fast immer weitere psychische Faktoren eine Rolle, die mit den Schmerzen an sich nichts zu tun haben. Falls die Ängste oder die bedrückte Grundstimmung eher eine

Folge der Schmerzen sind, wird es im Rahmen einer darauf ausgerichteten Psychotherapie bei Ihrem Kind – seine aktive Mitarbeit vorausgesetzt – relativ schnell zu einer spürbaren Verbesserung der Grundstimmung und Konzentrationsleistung sowie einer gesteigerten Unternehmungslust kommen. Möglicherweise gibt es dann wieder vermehrt Streitigkeiten in Bezug auf Regeln und Grenzen in Ihrem Haushalt – was bedeutet, dass das normale Leben wieder Einzug gehalten hat.

### Selbsthypnose

Streng genommen gehören alle Verfahren der Hypnose und damit auch der Selbsthypnose zu den Methoden einer psychologischen Schmerztherapie. Vorauszuschicken ist an dieser Stelle, dass diese Verfahren nichts mit den Hypnose-Shows zu tun haben, die aus dem Fernsehen bekannt sind.

Hypnoseverfahren zählen zu den wirksamen aktiven Schmerzbewältigungsstrategien und setzen Disziplin und Regelmäßigkeit in der Anwendung voraus. Die Erfolge der Hypnose (vor allem der Selbsthypnose) sind unumstritten, aber nicht größer als die anderer psychologischer Verfahren im Rahmen einer Schmerztherapie. Auf keinen Fall ist Hypnose das »Wundermittel«, als das es manchmal in den Medien gepriesen wird.

Wenn Eltern uns auf diese Methode ansprechen, schwingt dabei oft unterschwellig die Botschaft mit: »Wenden Sie doch bitte diese Methode bei meinem Kind an, dann ist alles wieder gut, und wir müssen nichts weiter tun.« So verständlich dieser Wunsch auch ist: Ohne Ihre aktive Mithilfe als Eltern (z. B. bei der Umsetzung einiger Anregungen aus diesem Buch) werden alle vorgestellten Verfahren – egal welche – nur wenig hilfreich für Ihr Kind sein.

## Andere Therapieverfahren

Natürlich gibt es eine Vielzahl weiterer, teils sehr exotischer therapeutischer Verfahren, die hier nicht in der gebotenen Ausführlichkeit besprochen werden können. Für viele davon konnten größer angelegte Studien weder den erhofften Nutzen noch eine langfristige Wirksamkeit belegen. Das heißt nicht, dass es im Einzelfall nicht durchaus zu einer deutlichen Verbesserung kommen kann. Nur kann keine generelle Empfehlung dafür ausgesprochen werden, z. B. bei einer Migräne nur auf alternative Therapie- oder Naturheilverfahren zu setzen. Das Risiko einer Chronifizierung und Verschlechterung der Schmerzproblematik ist einfach zu hoch.

So kann derzeit keine generelle Empfehlung für eine osteopathische Behandlung für Kinder mit chronischen Rückenschmerzen ausgesprochen werden, auch wenn sie in Einzelfällen durchaus angezeigt sein kann. Ein spezielles Training der Rücken- und Haltungsmuskulatur hingegen stellt immer eine sinnvolle Maßnahme bei chronischen Rückenschmerzen dar.

Generell zurückhaltend sollten Sie sein, wenn die Maßnahme ausschließlich passiv ist, d. h. dem Kind weder Übungen noch aktive Maßnahmen zur Schmerzbewältigung vermittelt werden. Ihr Kind lernt so nicht, was es selbstständig und selbsttätig gegen den Schmerz unternehmen kann. Schließlich gibt es im Gehirn ein eigenes System zur Schmerzhemmung, das sich Kinder und Jugendliche zunutze machen können. Passive Maßnahmen, bei denen mit dem Kind etwas gemacht wird, statt dass es selbst etwas macht (dazu gehören auch Medikamente und Heilmittel), reduzieren nicht die Angst vor Schmerzen. Wenn die Schmerzen zurückkehren, ist Ihr Kind dann wieder hilflos und weiß nicht, was es tun soll. Und wie Sie wissen, spielen bei der Chronifizierung von Schmerzen Ängste und eine erhöhte Körperselbstaufmerksamkeit eine große Rolle. Ängsten und einer erhöhten Körperselbstaufmerksamkeit ist mit rein passiven Maßnahmen jedoch nicht beizukommen.

Große Vorsicht ist bei vollmundigen Versprechungen angesagt, die eine vollständige Heilung von den Schmerzen verheißen. Das mag vielleicht für den Akutschmerz gelten (und auch dann wäre die Aussage aus wissenschaftlicher Warte noch problematisch), auf keinen Fall gilt das jedoch für den komplexen Bereich chronischer Schmerzen. Wer von uns würde solchen Versprechungen nicht gern Glauben schenken! Umso herber ist dann die Enttäuschung (und stellt eine zusätzliche Belastung für Ihr Kind dar), wenn die Schmerzen doch nicht verschwinden.

Zum Vergleich: Selbst mit den sehr spezialisierten Teams im Rahmen einer stationären schmerztherapeutischen Behandlung können nur etwa 75 Prozent der Kinder und Jugendlichen erfolgreich behandelt werden (d. h. ihnen geht es auch nach zwei Jahren noch deutlich besser als vor dem Aufenthalt). Häufig scheitert eine Behandlung gar nicht so sehr daran, dass die Kinder und Jugendlichen nicht bereit dafür wären. Leider bedeutet eine adäquate Schmerztherapie chronischer Schmerzen nur allzu häufig auch bei den Eltern, Veränderungen im Denken und im Verhalten zuzulassen. Etwas, wozu nicht alle Familien bereit sind.

## Informationsblätter zu chronischen Schmerzen

Die auf den folgenden Seiten dargestellten Tipps und Tricks zum Umgang mit Schmerzen fassen die bisher dargestellten Verhaltensweisen für vier unterschiedliche Zielgruppen nochmals gesondert zusammen: eine für Eltern, eine für Angehörige, eine für engagierte und interessierte Lehrer und eine für die Freunde der betroffenen Kinder und Jugendlichen. Jede Zusammenstellung setzt andere Schwerpunkte, um der jeweiligen Situation im Umgang mit den Kindern und Jugendlichen Rechnung zu tragen.

Wir haben insgesamt sehr gute Erfahrungen mit diesen Bögen gemacht, daher eignen sie sich auch dafür, kopiert und verteilt zu werden. Was Lehrer betrifft, sollten Sie das Informationsblatt jedoch nicht wahllos im ganzen Kollegium verteilen; das sieht leicht nach Bevormundung aus und erzeugt eine eher kritische Haltung, was Ihrem Kind nicht unbedingt hilft. Besser ist es, mit einem Lehrer Ihres Vertrauens die einzelnen Tipps durchzugehen und zu überlegen, ob bei der Umsetzung im Schulalltag eventuell Schwierigkeiten zu erwarten sind. Vielleicht hat der Lehrer auch eine Idee, was in Ihrem speziellen Fall zu tun ist. Wie so oft ist auch hier ein gemeinsames Vorgehen zielführender als Einzelaktionen.

## Zehn Tipps für Eltern im Umgang mit chronischen Schmerzen

1. **Jeder Schmerz ist echt, auch wenn keine körperliche Erkrankung gefunden wird.** Diskussionen, ob der Schmerz tatsächlich existiert oder nicht, helfen nicht weiter – wichtig ist zu überlegen, was Ihr Kind gegen die Schmerzen tun kann.
2. **Ermutigen Sie Ihr Kind, selbstständig und aktiv etwas gegen die Schmerzen zu unternehmen.** Ihr Kind hat bereits gelernt, dass es sich über Gedanken oder Beschäftigung gezielt ablenken kann: z. B. an etwas Schönes denken, Fahrrad fahren, Freunde treffen, aber auch maßvolles Fernsehen und Computerspielen kann hilfreich sein. Wichtig ist, dass Ihr Kind selbst gegen den Schmerz kämpft! Sie können sein Coach sein, ihm die Schmerzen aber nicht abnehmen.
3. **Ihr Kind sollte auch mit Schmerzen einen möglichst normalen Alltag leben.** Zu einem normalen Alltag gehören ein regelmäßiger Schulbesuch ebenso wie alltägliche Aktivitäten im Haushalt und in der Freizeit.

4. **Achten Sie darauf, dass Sie sich nicht wegen der Schmerzen besonders liebevoll um Ihr Kind kümmern.** Tun Sie das lieber in längeren schmerzfreien Zeiten oder wenn es sich gut abgelenkt hat und freuen Sie sich gemeinsam darüber.
5. **Erlassen Sie Ihrem Kind lästige Pflichten nicht, weil es Schmerzen hat.** Auch bei Schmerzen soll Ihr Kind seine Hausaufgaben erledigen und Hausarbeiten übernehmen.
6. **Fragen Sie Ihr Kind nicht danach, ob es gerade unter Schmerzen leidet.** Schmerz wird schlimmer, wenn man sich darauf konzentriert oder daran erinnert wird.
7. **Falls Sie selbst unter Schmerzen leiden, versuchen Sie ein Vorbild zu sein, indem Sie aktiv etwas gegen Ihre Schmerzen unternehmen.** Dies können Sie zum Beispiel durch eine zuversichtliche Grundhaltung, Ablenkung, Spazierengehen oder Musikhören erreichen.
8. **Vorsicht bei Medikamenten!** Rücksprache mit dem Arzt ist in jedem Fall vor der Einnahme erforderlich. Bei bestimmten Schmerzen ist eine medikamentöse Behandlung sinnvoll (z. B. bei Migräne), bei anderen nicht (z. B. bei Spannungskopfschmerz).
9. **Informieren Sie alle, die mit Ihrem Kind zu tun haben, über einen günstigen Umgang mit den Schmerzen.** Lehrer, Familie und Freunde sollten diese Tipps genauso beachten wie Sie.
10. **Loben Sie Ihr Kind immer dafür, dass es »gut« mit den Schmerzen umgeht.** Das heißt, dass Ihr Kind z. B. selbstständig etwas gegen seine Schmerzen unternommen hat.

## Informationsblatt für Angehörige

1. **Jeder Schmerz existiert wirklich**
   Schmerz wird verursacht durch ein kompliziertes Zusammenspiel von Körper und Geist. Wenn der Körper über einen längeren Zeitraum mit Schmerzen konfrontiert wird, sendet das Nervensystem weiter Schmerzsignale, *selbst wenn keine Körperschädigung mehr vorliegt.* Deshalb gibt es oft keine medizinischen Befunde und es wird behauptet, der Schmerz habe »psychische Ursachen«. Richtig ist, dass negative Gefühle schmerzverstärkend wirken können. Sie sind aber nicht die Ursache von Schmerzen. Allein in Deutschland leidet etwa jedes zehnte Kind unter häufigen Schmerzen.
2. **Eine Verbesserung der Schmerzsituation wird vor allem dann sichtbar, wenn der Alltag wieder bewältigt werden kann.**
   Bei chronischen Schmerzen tritt eine Schmerzlinderung verstärkt dann ein, wenn der (Schul-)Alltag wieder normal abläuft. Generell ist es ungünstig, wenn sich Kinder bzw. Jugendliche mit chronischen Schmerzen wegen ihrer Schmerzen hinlegen oder ausruhen. Wenn dies häufiger passiert, leidet ihre Fähigkeit, sich mit altersentsprechendem Alltagsstress auseinanderzusetzen. Die Folge kann eine weitere Schmerzverstärkung sein.
3. **Fragen Sie nicht, wie es dem Kind bzw. Jugendlichen gerade geht.**
   Schmerz wird schlimmer, wenn man sich darauf konzentriert. Schmerz wird besser, wenn man abgelenkt ist. Wenn Sie das Kind nach seinem Befinden fragen, wird es mit seiner ganzen Aufmerksamkeit seinen Körper auf Schmerzen hin überprüfen und wahrscheinlich auch Schmerzen bemerken. Dies ist besonders dann kontraproduktiv, wenn das Kind bzw. der Jugendliche gerade abgelenkt war. Natürlich ist es vollkommen in Ordnung, wenn das Kind bzw. der Jugendliche von sich aus über Schmerzen klagt.

4. **So gehen Sie mit Frust, Angst, Traurigkeit und Schmerz um.**
   Starke Gefühle allein verursachen noch keine Schmerzen. Allerdings verschlimmern sie Schmerzen, auch so genannte rein organische Schmerzen. Wenn das Kind bzw. der Jugendliche viele Sorgen oder Ängste hat, ist es besonders wichtig, deren Ursachen zu reduzieren. Das kann z. B. durch professionelle therapeutische Hilfe geschehen. Bei vielen Kindern mit chronischen Schmerzen und hohen Schulfehlzeiten spielen möglicherweise aber auch andere Probleme eine große Rolle. Auf keinen Fall ist es hilfreich, sie ständig trösten zu wollen oder gar ohne entsprechende Fachkenntnis wahllos medizinische Diagnosen in den Raum zu stellen. Dies verunsichert lediglich alle Beteiligten und trägt somit zur Schmerzverstärkung bei.
5. **Ein Langzeitproblem langfristig zu lösen, erfordert viel Zeit.**
   Schnelle Abhilfe gibt es eher selten bei chronischen Schmerzen. Fortschritte erfolgen ganz allmählich und Schritt für Schritt in der Alltags- und Schulbewältigung. Wenn das Kind bzw. der Jugendliche schon seit langem unter chronischen Schmerzen leidet, wird es wahrscheinlich einige Zeit dauern, bis die Schmerzen selbstständig und allein bewältigt werden können.
6. **Schmerz und Medikamente.**
   Bei den meisten chronischen Schmerzerkrankungen benötigt man keine oder nur sehr wenige Medikamente. Viel hilfreicher ist es, sich von den Schmerzen aktiv abzulenken, z. B. indem das Kind bzw. der Jugendliche etwas mit Ihnen unternimmt oder Sie ihm Mut machen.

## Informationsblatt für Lehrer

1. **Jeder Schmerz existiert wirklich.**
   Schmerz wird verursacht durch ein kompliziertes Zusammenspiel von Körper und Geist. Wenn der Körper über einen längeren Zeitraum mit Schmerzen konfrontiert wird, sendet das Nervensystem weiter Schmerzsignale, *selbst wenn keine Körperschädigung mehr vorliegt*. Deshalb gibt es oft keine medizinischen Befunde und es wird behauptet, der Schmerz habe »psychische Ursachen«. Richtig ist, dass negative Gefühle schmerzverstärkend wirken können. Sie sind aber nicht die Ursache von Schmerzen. Allein in Deutschland leidet etwa jedes zehnte Kind unter häufigen Schmerzen.
2. **Eine Verbesserung der Schmerzsituation wird vor allem dann sichtbar, wenn der Alltag wieder bewältigt werden kann.**
   Bei chronischen Schmerzen tritt eine Schmerzlinderung verstärkt dann ein, wenn der (Schul-)Alltag wieder normal abläuft. Generell ist es ungünstig, wenn sich Kinder bzw. Jugendliche mit chronischen Schmerzen wegen ihrer Schmerzen hinlegen oder ausruhen. Wenn dies häufiger passiert, leidet ihre Fähigkeit, sich mit altersentsprechendem Alltagsstress auseinanderzusetzen. Die Folge kann eine weitere Schmerzverstärkung sein.
3. **Fragen Sie nicht, wie es dem Kind bzw. Jugendlichen gerade geht.**
   Schmerz wird schlimmer, wenn man sich darauf konzentriert. Schmerz wird besser, wenn man abgelenkt ist. Wenn Sie das Kind nach seinem Befinden fragen, wird es mit seiner ganzen Aufmerksamkeit seinen Körper auf Schmerzen hin überprüfen und wahrscheinlich auch Schmerzen bemerken. Dies ist besonders dann kontraproduktiv, wenn das Kind bzw. der Jugendliche gerade abgelenkt war. Natürlich ist es vollkommen

in Ordnung, wenn das Kind bzw. der Jugendliche von sich aus über Schmerzen klagt.

4. **Der Zusammenhang zwischen Angst und Schmerz.**
   Angst an sich verursacht noch keine Schmerzen. Jedoch verschlimmert sie sie. Wenn das Kind bzw. der Jugendliche viele Sorgen oder Ängste hat, ist es besonders wichtig, deren Ursachen zu reduzieren. Bei vielen Kindern mit chronischen Schmerzen und hohen Schulfehlzeiten spielen Probleme mit anderen Kindern, Lehrern oder Prüfungsangst eine große Rolle. Wenn Sie derartige Beobachtungen machen oder von anderen Lehrern darüber informiert werden, sollten Sie den Eltern davon berichten.
5. **Der Zusammenhang zwischen Konzentration und Schmerz.**
   Schnelle Abhilfe gibt es eher selten bei chronischen Schmerzen. Fortschritte erfolgen ganz allmählich und Schritt für Schritt in der Alltags- und Schulbewältigung. Wenn das Kind bzw. der Jugendliche schon seit langem unter chronischen Schmerzen leidet, wird es wahrscheinlich einige Zeit dauern, bis eine Konzentration auf den Unterricht und eine Beteiligung daran wieder möglich ist.
6. **Schmerz und Medikamente.**
   Für viele chronische Schmerzerkrankungen sind keine Medikamente nötig. Bei manchen Schmerzen, z. B. bei Migräne, ist es jedoch wichtig, dass das Kind bzw. der Jugendliche ein Medikament einnimmt, wenn es oder er spürt, dass eine Attacke beginnt. Das werden Ihnen die Eltern mitteilen. Sie sollten dem Kind in solchen Fällen die Einnahme des Medikaments erlauben. Da jeder Schmerz vom subjektiven Stresserleben beeinflusst wird, kann die Einnahme eines Medikaments auch mit einer Prüfung zusammenfallen. Dennoch ist es wichtig, dass das Medikament auch dann eingenommen wird.

## Informationsblatt für Freunde

1. **Jeder Schmerz existiert wirklich.**
   200 000 Kinder und Jugendliche leiden in Deutschland unter chronischen Schmerzen. Die Schmerzen werden vom Körper über das Nervensystem ins Gehirn weitergeleitet. Wir Menschen lernen schnell, und auch Schmerzen werden gelernt – wie Deutsch oder Mathe. Das heißt, deine Freundin bzw. dein Freund hat Schmerzen, obwohl im Körper keine Verletzung oder Entzündung mehr vorliegt. Deswegen können die Ärzte häufig keinen »Schaden« oder »Fehler« mehr finden. Der Schmerz ist aber trotzdem real und echt und nicht eingebildet. Man spricht dann von einer »Schmerzerkrankung«.
2. **Schmerzen sind auch abhängig von Gefühlen.**
   Im Gehirn sind das Zentrum, in dem Schmerzen empfunden werden, und das Gefühlszentrum eng miteinander verbunden. Sie benutzen sogar häufig dieselben Nervenbahnen. Deshalb können Gefühle wie Traurigkeit, Angst, Wut, Stress auch die Schmerzen verschlimmern. Deshalb solltest Du probieren, Deinen Freund bzw. Deine Freundin bei der Ablenkung zu unterstützen oder mit ihm oder ihr etwas unternehmen, anstatt ihn oder sie auf die Schmerzen anzusprechen. Das hilft mehr, als über die Schmerzen zu reden.
3. **Schritt für Schritt.**
   Unterstütz Deine Freundin bzw. Deinen Freund dabei, wieder all das zu tun, was Ihr vorher getan habt, obwohl die Schmerzen da sind. Du musst nur etwas Geduld haben, denn eine Schmerzerkrankung kann zwar schnell kommen, geht meist aber nur langsam oder gar nicht wieder weg. Probier einfach, Dich so zu verhalten, als hätte Deine Freundin bzw. Dein Freund keine Schmerzen. Das heißt: nicht nach den Schmerzen fragen. Natürlich ist es vollkommen okay zu fragen, ob Deine Freundin bzw. Dein Freund gerade gute oder schlechte Laune hat. Wenn dann Deine Freundin bzw. Dein

Freund von sich aus mal über die Schmerzen redet, ist es auch völlig in Ordnung, darüber zu sprechen. Am besten versuchst Du dann aber, sie bzw. ihn abzulenken oder ihr bzw. ihm Mut zu machen. Wenn sie bzw. er wegen der Schmerzen lieber nach Hause möchte, um sich hinzulegen, solltest du ruhig versuchen, sie bzw. ihn davon abzuhalten. Wenn man allein ist, konzentriert man sich eher noch mehr auf die Schmerzen, was natürlich wenig hilfreich ist. Es ist gerade am Anfang schwer, trotz Schmerzen wieder einen normalen Alltag zu schaffen. Als Freund wärest auch Du eine große Hilfe, wenn Du Deiner Freundin bzw. Deinem Freund dabei helfen könntest. Mit vereinten Kräften ist es viel einfacher, und bald wird sie bzw. er die Schule, Hobbys und Verabredungen (z. B. mit Dir) wieder ganz normal bewältigen bzw. genießen können.

## Anlaufstellen und Adressen

**Deutschland**
Deutsche Gesellschaft für Psychologische Schmerztherapie und -forschung (DGPSF)
www.dgpsf.de

Deutsche Schmerzgesellschaft e. V.
www.dgss.org

Deutsche Migräne- und Kopfschmerzgesellschaft (DMKG)
www.dmkg.de

Homepage für betroffen Kinder und Jugendliche mit chronischen Kopfschmerzen sowie für ihre Eltern
www.meine-kopfsache.com

Homepage für betroffen Kinder und Jugendliche mit chronischen Bauchschmerzen sowie für ihre Eltern
www.meine-bauchstelle.com

Deutsches Kinderschmerzzentrum
Vestische Kinder- und Jugendklinik Datteln
Universität Witten/Herdecke
Dr.-Friedrich-Steiner-Str. 5
D-45711 Datteln
Tel. +49 2363 975-180
info@deutsches-kinderschmerzzentrum.de
www.deutsches-kinderschmerzzentrum.de

Baden Württembergisches Kinderschmerzzentrum
Klinikum Stuttgart – Olgahospital
Kriegsbergstraße 62
70174 Stuttgart
Abteilung für Pädiatrische Psychosomatik und Schmerztherapie
Tel. 0711 278-24708
k.schaber@klinikum-stuttgart.de
www.klinikum-stuttgart.de/medizin-pflege/paediatrie-1/
kinderschmerzzentrum-baden-wuerttemberg/

Bayerisches Kinderschmerzzentrum
Klinikum Augsburg
Kinderklinik Augsburg
Mutter-Kind-Zentrum Schwaben
I. Klinik für Kinder und Jugendliche
Stenglinstr. 2, 86156 Augsburg
Kinderschmerzzentrum@klinikum-augsburg.de
www.Bayerisches-Kinderschmerzzentrum.de
Ambulanzzentrum: Tel. 0821 400-9324
Station: Tel. 0821 400-9320

**Schweiz**
Schweizer Paraplegiker Zentrum
IfAS – Institut für Anästhesiologie und Schmerzmedizin
CH-6207 Nottwil
Telefon +41-41-939 49 00
ifas@paranet.ch

**Österreich**
Österreichische Schmerzgesellschaft
Sekretariat
Porzellangasse 35/Top 3
1090 Wien
Tel.: +43-1-319 43 78 -12
Fax: +43-1-319 43 78-20
www.oesg.at

## Weiterführende Online-Videos

Darstellung des bio-psycho-sozialen Schmerzverständnisses, der Entstehung und Behandlung chronischer Schmerzen: »Den Schmerz verstehen – und was zu tun ist in 10 Minuten!« YouTube Link:
www.youtube.com/watch?v=KpJfixYgBrw

- Erläuterung neurobiologischer Veränderungen bei chronischen Schmerzen: »Schmerzverarbeitung im Gehirn – Was bei chronischen Schmerzen anders ist«
  YouTube Link: www.youtube.com/watch?v=uDtvLEJ9V38
- Erläuterung der Entstehung funktioneller Bauchschmerzen und Empfehlungen zum Schmerzmanagement: »Funktionelle Bauchschmerzen – was wichtig ist in weniger als 10 Minuten«
  YouTube Link: www.youtube.com/watch?v=m0UVNu-nUfo
- Erläuterungen zur Differenzierung von Spannungskopfschmerz und Migräne: »Das Kopfschmerz 1x1«
  YouTube Link: www.youtube.com/watch?v=0yf6a3cRyvY
- Detaillierte Beschreibung der Symptome, Ätiologie und Behandlung von Spannungskopfschmerzen: »Spannungskopfschmerz? Hab ich im Griff!«
  YouTube Link: www.youtube.com/watch?v=9HFumhEaMoM
- Detaillierte Beschreibung der Symptome, Ätiologie und Behandlung von Migräne: »Migräne? Hab ich im Griff!«
  YouTube Link: www.youtube.com/watch?v=eWXd9shL3JE
- Beispielhafte Erläuterung verschiedener Schmerzgenesen anhand des Bio-Psycho-Soziales Modells: »Das Biopsychosoziale Modell – Erklärung chronischer Schmerzerkrankungen«
  YouTube Link: www.youtube.com/watch?v=u7bf-nuPVKQ

## Literatur

Andrasik, F., H. Flor a. D. C. Turk (2005): An expanded view of psychological aspects in head pain: the biopsychosocial model. *Neurological Science* 26: 87–91.

Asmundson, G. J. G., M. J. Coons, S. Tylor a. J. Katz (2002): PTSD and the experience of pain: Research and clinical implications of shared vulnerability and mutual maintenance models. *Canadian Journal of Psychiatry* 47: 930–937.

Brna, P., J. Dooley, K. Gordon a. T. Dewan (2005): The prognosis of childhood headache: a 20-year follow-up. *Archives of Pediatrics and Adolescent Medicine* 159: 1157–1160.

Deutsche Gesellschaft für Kinder- und Jugendmedizin e.V. (2021): S3-Leitlinie Rückenschmerz bei Kindern und Jugendlichen. https://register.awmf.org/de/leitlinien/detail/027-070

Dobe, M. u. B. Zernikow (2019): Therapie von Schmerzstörungen im Kindes- und Jugendalter. Berlin/Heidelberg (Springer). https://doi.org/10.1007/978-3-662-58248-0

Dobe M., T. Hechler, J. Behlert, J. Kosfelder u. B. Zernikow (2011): Schmerztherapie bei chronisch schmerzkranken, schwer beeinträchtigten Kindern und Jugendlichen. Langzeiterfolge einer 3-wöchigen stationären Schmerztherapie. *Der Schmerz* 2011, 25: 411–422.

Eccleston, C., T. M. Palermo, A. C. Williams, A. Lewandowski Holley, S. Morley, E. Fisher a. E. Law (2014): Psychological therapies for the management of chronic and recurrent pain in children and adolescents. Cochrane Database of Systematic Reviews: CD003968. doi: 10.1002/14651858.

Eisenberger, N. I., M. D. Lieberman a. K. D. Williams (2003): Does rejection hurt? An FMRI study for social exclusion. *Science* 302: 290–292.

Fales, J. L., B. S. Essner, M. A. Harris a. T. M. Palermo (2014): When helping hurts: miscarried helping in families of youth with chronic pain. *Journal of Pediatric Psychology* 39(4): 427–437. https://doi.org/10.1093/jpepsy/jsu003.

Flor, H. a. M. Diers (2007): Limitations of pharmacotherapy: behavioral approaches to chronic pain. *Handbook of experimental pharmacology* 177: 415–427.

Gauntlett-Gilbert, J. a. C. Eccleston (2007): Disability in adolescents with chronic pain: Patterns and predictors across different domains of functioning. *Pain* 131: 132–141.

Hechler, T., A. Martin, B. Blankenburg, S. Schroeder, J. Kosfelder, L. Hölscher, H. Denecke a. B. Zernikow (2011): Specialized multimodal outpatient treatment for children with chronic pain: Treatment pathways and long-term outcome. *European Journal of Pain* 15: 976–984.

Hechler, T., M. Kanstrup, A. L. Holley, L. E. Simons, R. Wicksell, G. Hirschfeld a. B. Zernikow (2015): Systematic Review on Intensive Interdisciplinary Pain Treatment of Children With Chronic Pain. *Pediatrics* 136,1: 115–27.

Hechler, T., A. K. Ruhe, P. Schmidt, J. Hirsch, J. Wager, M. Dobe, F. Krummenauer a. B. Zernikow (2015): Inpatient-based intensive interdisciplinary pain treatment for highly impaired children with severe chronic pain: randomized controlled trial of efficacy and economic effects. *Pain* 155: 118–128.

Huguet, A. a. J. Miró (2008): The severity of chronic pediatric pain: an epidemiological study. *Journal of Pain* 9: 226–236.

Morris, E. E., M. J. Howell, E. Pickup, C. Iber, a. S. G. Wang (2022): Pediatric sleep and pain: etiologies, consequences, and clinical considerations. *Journal of Clinical Sleep Medicine*, (18)9: 2281–2289.

Mustafaoglu, R., Z. Yasaci, E. Zirek, M. D. Griffiths a. A. R. Ozdincler (2021): The relationship between smartphone addiction and musculoskeletal pain prevalence among young population: a cross-sectional study. *The Korean journal of pain*, 34(1), 72–81. https://doi.org/10.3344/kjp.2021.34.1.72

Ochs, M., G. Benedikt, G. Franck, H. Seemann, R. Verres u. J. Schweitzer (2004): Primäre Kopfschmerzen bei Kindern und Jugendlichen: Zufriedenheit der Eltern mit ihrer Paarbeziehung. *Monatsschrift Kinderheilkunde* 5: 543–550.

Perquin, C. W., A. A. Hazebroek-Kampschreur, J. A. Hunfeld, L. W. van Suijlekom-Smit, J. Passchier a. J. C. van der Wouden (2000): Chronic pain among children and adolescents: physician consultation and medication use. *Clinical Journal of Pain* 16: 229–235.

Roth-Isigkeit, A., H. Thyen U, Stoven, J. Schwarzenberger a. P. Schmucker (2005): Pain among children and adolescents: Restrictions in daily living and triggering factors. *Pediatrics* 115: 152–162.

Silva, G. R. R., A. C. R. Pitangui, M. K. A. Xavier, M. A. V. Correia-Júnior a. R. C. de Araújo (2016): Prevalence of musculoskeletal pain in adolescents and association with computer and videogame use. *Jornal de pediatria*, 92(2), 188–196. https://doi.org/10.1016/j.jped.2015.06.

Taylor, S. a. E. Garralda (2003): The management of somatoform disorder in childhood. *Current Opinion in Psychiatry* 16: 227–231.

Turner, K., H. H. Woolford a. M. R. Sanders (1993): Pain management: A manual to help you manage your pain. Paediatric Psychology Clinic, Behavior-Research and Therapy Centre, University of Queensland (unpublished).

Valrie, C. R., M. H. Bromberg, T. Palermo a. L. E. Schanberg (2013): A systematic review of sleep in pediatric pain populations. *Journal of Developmental and Behavioral Pediatrics*, 34(2):120–8.

Wager, J., D. Brown, A. Kupitz, N. Rosenthal a. B. Zernikow (2020): Prevalence and associated psychosocial and health factors of chronic pain in adolescents: Differences by sex and age. *European Journal of Pain*, 24(4), 761–772. https://doi.org/10.1002/ejp.1526.

Wager, J., A.-K. Ruhe, L. Stahlschmidt, K. Leitsch, B. B. Claus, W. Häuser, E. Brähler, A. Dinkel, R. Kocalevent a. B. Zernikow (2021): Long-term outcomes of children with severe chronic pain: Comparison of former patients with a community sample. *European Journal of Pain*, 25(6), 1329–1341. https://doi.org/10.1002/ejp.1754.

Wicksell, R. K., L. Melin, M. Lekander a. G. L. Olsson (2009): Evaluating the effectiveness of exposure and acceptance strategies to improve functioning and quality of life in longstanding pediatric pain – A randomized controlled trial. *Pain* 141. 248–257.

WHO – Weltgesundheitsorganisation (1991/1993): Internationale Klassifikation psychischer Störungen. ICD-10 Kapitel V (F). Klinisch-diagnostische Leitlinien (1./2. Aufl.; Hrsg.: H. Dilling, W. Mombour, M. H. Schmidt & E. Schulte-Markwort). Bern (Huber).

Young Casey, C., M. A. Greenberg, P. M. Nicassio, E. Harpin a. D. Hubbard (2008): Transition from acute to chronic pain and disability: A model including cognitive, affective, and trauma factors. *Pain* 134, 1–2: 69–79.

Zeltzer, L. K. a. C. B. Schlank (2005): Conquering your child's chronic pain: a pediatrician's guide for reclaiming a normal childhood. New York (HarperResource).

Zernikow, B. (Hrsg.) (2015): Schmerztherapie bei Kindern, Jugendlichen und jungen Erwachsenen. Berlin (Springer), 5. Auflage.

Zernikow, B., A.-K. Ruhe, L. Stahlschmidt, P. Schmidt, T. Staratzke, M. Frosch a. J. Wager (2018): Clinical and Economic Long-Term Treatment Outcome of Children and Adolescents with Disabling Chronic Pain. *Pain medicine (Malden, Mass.)*, 19(1), 16–28. https://doi.org/10.1093/pm/pnx067

# Über die Autoren

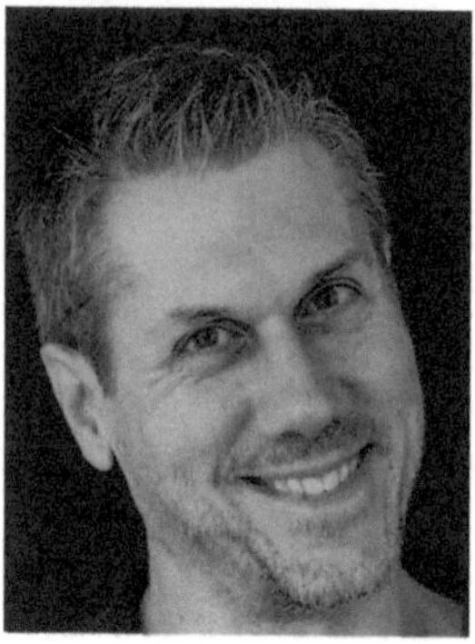

*Michael Dobe*, Dr., Kinder- und Jugendlichenpsychotherapeut ist als Leitender Psychologe am Deutschen Kinderschmerzzentrum der Vestischen Kinder- und Jugendklinik Datteln – Universität Witten/Herdecke sowie in eigener Praxis tätig. 2006 erhielt er den Stefan-Engel-Wissenschaftspreis der Gesellschaft für Sozialpädiatrie und Jugendmedizin. 2010 wurde er für die Entwicklung einer neuen Methodik durch die Deutsche Gesellschaft zur Psychologischen Schmerztherapie und Schmerzforschung ausgezeichnet. Er ist seit vielen Jahren Dozent und Supervisor im Bereich der Kinderschmerz- und Traumatherapie.

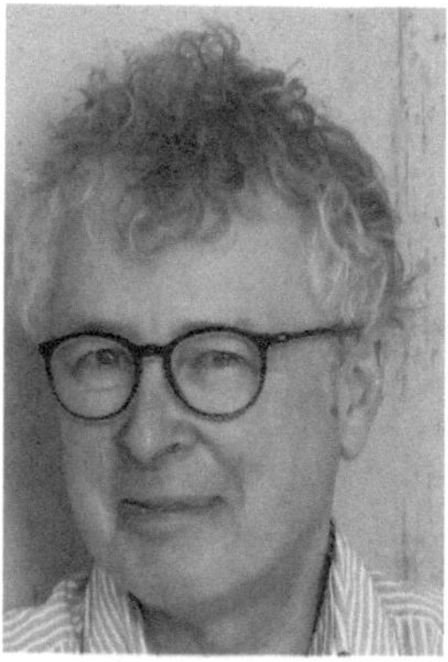

*Boris Zernikow*, Prof. Dr. med., ist Chefarzt der Abteilung für Schmerztherapie, Palliativmedizin und Psychosomatik der Vestischen Kinder- und Jugendklinik Datteln – Universität Witten/Herdecke. 2008 erhielt er einen Ruf auf den Lehrstuhl der Universität Witten/Herdecke für Kinderschmerztherapie und Pädiatrische Palliativmedizin. 2015 wurde er für die Vermittlung von wissenschaftlichen Fakten über Schmerzen an die breite Öffentlichkeit mit dem Communicator Preis der Deutschen Forschungsgemeinschaft und des Stifterverbandes für die Deutsche Wissenschaft ausgezeichnet.

In PubMed finden sich mehr als 200 wissenschaftliche Publikationen. Boris Zernikow ist Herausgeber und Autor mehrerer Fachbücher. Seit 20 Jahren hat er die wissenschaftliche Leitung der Dattelner Kinderschmerztage – 6-Länder-Kongress für Kinderschmerztherapie und Pädiatrische Palliativmedizin inne, die alle zwei Jahre stattfinden.

Ben Furman

# Hey, das kannst du!

## Wie Fähigkeitsdenken Kindern hilft, Herausforderungen zu meistern

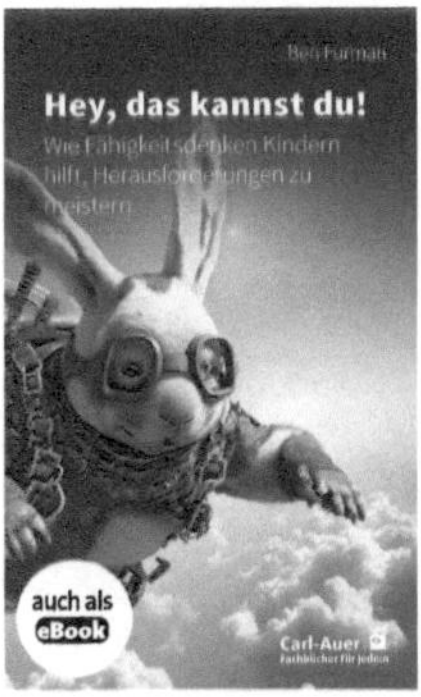


Aus dem Englischen
von Nicola Offermanns

*191 Seiten, Kt, 2023*
*ISBN 978-3-8497-0501-5*

Albträume, Eifersucht, Hausaufgaben, Schlafengehen – Kinder stehen täglich vor besonderen Herausforderungen. Viele bewältigen sie alleine, bei manchen brauchen sie die Unterstützung von anderen. Wo es um hartnäckige Probleme oder ernsthafte Schwierigkeiten geht, hilft eine Haltung, die der finnische Psychiater und Psychotherapeut Ben Furman „Fähigkeitsdenken" nennt.

Dieses Buch zeigt, wie Eltern ihr Kind „coachen" können, damit es die neuen Fähigkeiten erlernt, die es braucht, um seine Herausforderungen zu meistern. Es richtet sich neben Eltern an alle Personen, die an der Erziehung beteiligt sind. In zahlreichen Geschichten und Fallbeispielen vermittelt Ben Furman auf anschauliche Weise die Ideen und Konzepte, die dem Fähigkeitsdenken zugrunde liegen.

Eine Sammlung von praktischen Werkzeugen hilft herauszufinden, welche Fähigkeit das Kind aktuell benötigt und wie man es motiviert, sich diese Fähigkeit anzueignen. Einfache Schritt-für-Schritt-Anleitungen erleichtern den Umgang mit den unterschiedlichsten Anlässen – von Angst bis Wutanfall.

**Carl-Auer Verlag • www.carl-auer.de**